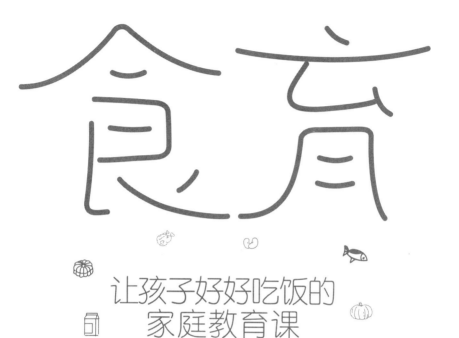

食育

让孩子好好吃饭的
家庭教育课

夏风辉 · 著

U0345531

电子工业出版社·
Publishing House of Electronics Industry
北京 · BEIJING

Contents

目 录

Chapter 02

第 2 章
随时开始食育之旅——真正的食育应该回归家庭

Chapter 05

第 5 章
是餐桌，也是课堂

Chapter 06

第 6 章
用食育的方法解决宝宝吃饭问题

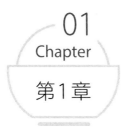

01
Chapter
第1章

食育，让孩子好好吃饭

作为一名妈妈，我每天花费精力最多的事情，就是照顾好宝宝的胃。因为在青春期前，孩子都在快速成长，吃得好不好直接关系到他的身高、体重和健康；又因为吃饭是我们一天中做得最多的事，所以吃得是否愉快，也会影响到孩子的情绪发展。

1.1 喂养孩子是个技术活，家长懂得食育是关键

第一次将食育介绍给工作室的同事时，很多人都认为食育是一种用食物进行早教的方式。一些曾经接触过食育的爸爸妈妈们和我聊起来时，总会拿出手机，让我看朋友圈里晒的美食照片，那些食物看起来确实精致可爱。

但如果问他们一句："孩子爱吃吗？"

得到的回答往往是摇头和叹息："哎，辛辛苦苦做了半天，孩子一口都不吃。"

刚刚接触食育的我也曾经陷入过这样的误区，认为只要食物做得好看、精致，孩子就一定爱吃。但在我的孩子大宝和二宝身上的"实验"让我认识到：家庭食育并不像幼儿园里要求得那么复杂，它应从"好好吃饭"这种最基本的事情出发。

本节你将了解如下内容：

❶ 喂养孩子是个技术活
❷ 孩子吃饭问题多
❸ 这些"劝饭"方式只会适得其反
❹ 让食育作为家庭教育的核心

1.1.1　喂养孩子是个技术活

世界卫生组织（WHO）认为：在宝宝 4 ~ 6 个月大时，妈妈可以大胆添加辅食。及时添加辅食，是为了适应宝宝成长过程中的生理需求和心理需要。

从添加辅食开始，到孩子成为餐桌上的一员，如果喂养的主导者是妈妈，那么她就扮演了健康管理师、大厨、礼仪指导师等一系列的角色。在这个过程中，学习的知识、实际操作的练习，都足以让每位妈妈形成自己的风格，变成"喂养专家"。

◉ 引导：和食物初次见面

直到现在，我还记得当我将一勺米粉放进大宝嘴里时，他那种惊喜的表情。我猜，初尝母乳以外的食物，他的感觉应该和我小时候第一次尝到巧克力的感觉类似。

6 个月左右的时候，大部分宝宝已经能够独立坐起来。在这个阶段，一方面，宝宝的触觉、味觉等逐渐发展完善，准备好接受包括食物在内的更多新鲜刺激；另一方面，宝宝即将面临语言发展的窗口期，口部的小肌肉也需要通过吞咽、咀嚼等动作来锻炼。

一般情况下，我们会选择在这个阶段给宝宝添加辅食。这是妈妈在喂养上的第一次考验。毕竟，在此之前，只需要营养充足、生活规律、给宝宝提供充足的母乳，就可以保证宝宝的饮食。许多新手妈妈因不知道如何给孩子添加辅食而着急，像宝宝辅食喂养中如何避免过敏、孩子吃多少才算饱、怎样让营养均衡等问题，将成为每个关注宝宝饮食的妈妈一段时间内的焦虑之源。

◉ 判断:"味蕾"的边界

在主理"@IF枕边育儿"自媒体账号时我发现,2岁以下的宝宝该不该吃盐,是一个颇有争议的话题:一方是用老方法带娃的姥姥奶奶,认为有盐才吃得香;一方是坚持科学育儿的新生代妈妈,认为宝宝一定要在1岁后才能吃少量的盐。我有位朋友更是夸张,她坚持认为,孩子应该2岁后再吃盐。

其实,盐可以吃,只是要控制分量。1岁后,宝宝是需要各种各样的味道来刺激大脑发育的。我们知道,0～3岁是孩子大脑发育的黄金期,在此期间,外界的刺激越充分,大脑中的神经元联结就越多,孩子就越聪明。所以,吃各种各样的食物,不仅是宝宝身体发育的需求,而且也是其认知发展的需要。在辅食阶段,宝宝的"味蕾"边界通常是需要妈妈来判断的。

◉ 规范:吃饭是"社会化"的一部分

育儿专家们建议妈妈:在喂孩子吃辅食时,即便宝宝还不会自己吃,也要在他手里放一把勺子。这样做一方面是为了锻炼孩子的手部肌肉群,另一方面是为了让他将吃饭和勺子建立一个认知联系。这样做的目的,是有朝一日孩子学会自己吃饭时,可以成为餐桌上的一员。

1岁半左右的孩子,应该逐步了解吃饭前要做哪些准备、餐桌上能做什么和不能做什么,以及某些食物的文化意义等。此时,妈妈不仅需要根据孩子的成长需求制订合适的食谱，还得帮孩子建立一套符合社会规范的餐桌礼仪。对于很多妈妈来说，这已经是一种挑战了，除此之外，更难的是还要解决孩子的各种"饮食叛逆"，诸如偏食、挑食、吃饭注意力不集中等。

1.1.2　孩子吃饭问题多

很多人觉得我是健康管理师，一定能照顾好宝宝的胃，所以总有人来问我该如何让宝宝好好吃饭。

其实，健康管理师只能帮助家长确保宝宝餐食的营养均衡、充足，却无法告诉家长，如何解决孩子吃饭中的种种问题。但是，作为一个拥有大量粉丝的账号的主理人，我深刻知道，必须通过自己的学习和实践，帮助家长解决这类问题。

在"父母学堂"，以及在和粉丝互动、和爸爸妈妈们交流的过程中，我逐渐发现，孩子吃饭的问题大部分都很相似。下面我就用几个小朋友的例子来跟大家聊聊，孩子不好好吃饭有哪些类型，看看你家那位宝宝是不是也这样。

孩子吃饭普遍存在问题

① 不爱吃饭的多多

多多妈妈是我第二期"父母学堂"的一位学员，我们当时课堂的内容是"正面管教"。课下这位妈妈找到我，关于如何用正面管教的方法让孩子好好吃饭，她希望我能给一些建议。

两岁的多多似乎对吃饭提不起兴趣，无论大鱼大肉，还是蛋奶布丁，都是只吃几口，就闹着要从餐椅上下去。多多妈妈开始觉得是自己做饭不好吃，特意搬来了姥姥当大厨。可是多多依然兴致寥寥。如果碰到自己特别喜欢吃的东西，多多也只是比平时多吃一点点，很快就不吃了。

由于挑食，多多的体重和身高明显比同龄小朋友落后一些。多多妈妈非常着急，为此还带孩子去医院检查，但并未发现身体有什么问题。到底问题出在哪儿呢？

② 吃饭总是走神儿的二宝

在过去很长一段时间里，我家餐桌上出现的奇怪景象是：大宝埋头吃饭，二宝却东张西望。这种差异或许是源自两个孩子的性格不同，又或者是因为在二宝刚开始练习吃饭的那段时间，我因为工作太忙，经常做好饭就抱着电脑坐在旁边，一边工作一边照顾他吃饭。二宝好奇地看看我的电脑，又瞅瞅我的鼠标，满脑子疑惑：妈妈为什么不吃饭呢？而早早去上幼儿园的大宝，则养成了埋头吃饭的好习惯。

吃饭走神的弊端之一就是吃得慢，用餐时间被无限拉长。有时候大家都吃完了，二宝还在拍手唱歌，碗里剩着半碗饭。这时候如果旁边坐的是姥姥，她会忍不住拿起勺子，舀上满满一勺饭，塞进二宝嘴里；如果坐的是我，我则会催促他赶紧吃完，或干脆收拾碗筷，告诉他吃饭时间已经结束了。

③ 挑食的乐天

孩子挑食其实是可以理解的，因为刚刚接触各种味道，难免有些不习惯。一些孩子拒绝蔬菜；一些孩子不喜欢口感软糯的食物。但若改变性状，或者多做几次尝试，其中一大部分孩子会逐渐接受各种食物。

可闺蜜4岁的儿子乐天，可以说是挑食界里的"战斗机"。小乐天非常"固执"，拒绝任何形式的尝试。一次，我和闺蜜两家人一起去酒店吃饭。一桌子美食，小乐天愿意吃的只有豆腐，并且还必须是块状的豆腐，豆腐脑、豆腐皮一概不吃。因为闺蜜工作很忙，小乐天大部分时间都在奶奶家吃饭，老人疼孩子，只挑他喜欢吃的做。久而久之，小乐天的食谱就越来越单一了。

⑤ "不知饥饱"的小米

有些孩子不爱吃饭让家长发愁，而有些娃娃却因为吃得太多让妈妈担心。大宝的幼儿园同学小米就经常因为"积食"而请假。小米妈妈对我说："小米非常爱吃肉，而且根本不知道控制。有次我做红烧鸡翅，盘子放在桌上，我去炒别的菜。炒完发现半盘子鸡翅都让他给吃了。结果当天晚上就发烧了，又吐又拉的，三四天才恢复过来。"

民以食为天，让孩子好好吃饭这件事，在育儿中是基础中的基础，重点中的重点。如果吃不好饭，不但身体生长受到影响，大脑发育也同样难以达到理想状态。一旦孩子出现上面这些吃饭问题，妈妈们怎能不焦虑呢？

然而当我们用一些自认为有效的方法去解决宝宝吃饭的问题时，总会发现很难精准奏效，反而让整件事进入了恶性循环。餐桌变成了父子权利角逐的"战场"，家庭成员也纷纷站队，一顿饭吃得"剑拔弩张"，问题却依然无法解决。

1.1.3　这些"劝饭"方式只会适得其反

有位妈妈在后台发私信给我，说自己用尽了所有方法，都无法让2岁的儿子吃下哪怕一点点蔬菜。即便把蔬菜做成丸子、包子，孩子还是会从一团肉馅中挑出自己不喜欢吃的菜叶，有时候会因为嫌麻烦，直接拒绝吃混合了蔬菜的食物。为了让孩子多吃蔬菜，这位妈妈甚至对孩子说："你吃一片蔬菜，妈妈就奖励你一颗水果软糖！"

许多妈妈都在用这样的方法让孩子吃下"应该吃"的食物。但她们很快就会发现，这些招数用几遍就失效了：不爱吃饭的还是不爱吃，挑食的继续挑。就像我即便大声提醒二宝做事要专心，但他还是会三心二意一样。在让孩子吃下更多"应该吃"的食物时，如果用了不恰当的方式，就会让孩子对吃饭更加抵触。

下面这些做法，是我们在喂养宝宝时需要提醒自己避免的。

◉ 强迫孩子吃饭

带孩子去亲子餐厅吃饭时，偶尔会遇到这样自相矛盾的家长：把玩得正高兴的孩子"拎"到餐桌旁，让他在玩具和各种游乐设施的包围下"认真吃饭"。如果孩子表示："我不吃，我要去玩！"家长则厉声说："你最好乖乖吃饭，不然下次我就不带你玩了！"孩子一边惦记着旁边的玩具，一边快速塞几口饭在嘴里，完全不知道自己吃下了什么，又吃了多少。

我一直认为，吃饭是一件愉快的事情，无论从享受美好食物的角度，还是从和爱的人共同进餐的角度。当孩子屡屡在吃饭时被威胁，大脑免不了将紧张焦虑的情绪和吃饭这件事建立联系。长久下去，孩子就从偶尔的没胃口，变成了心理上的厌食。

◉ 哄骗孩子吃不喜欢吃的东西

我的一位朋友，极其厌恶番茄，连番茄鸡蛋汤都不碰，更别提什么茄汁意大利面了。大家都很奇怪，毕竟番茄不是香菜、芹菜那种容易让人产生抵触心理的蔬菜。

朋友说，她小时候就不怎么喜欢吃番茄，但没现在这么讨厌。

有次妈妈为了让她吃下番茄，偷偷把番茄做成了包子馅，希望她能在不知情的情况下吃进去。但她还是吃了出来，当下就觉得特别恶心，全都吐了，妈妈为此还狠狠揍了她一顿。她说，从此她看到番茄，就会产生"生理上的不适"。

虽然这是个案，但足以说明，家长用哄骗的方式让孩子吃下本不喜欢的食物，确实不是什么值得推广的好办法。一方面，孩子并不是真的接受了这种食物，而是"一不小心"吃下去的；另一方面，一旦被孩子发现，会引起孩子的身心不适，加强对这种食物的"敌视"。像我那位朋友，成年后依然无法接受番茄。

◉ 将某种食物当作奖品

虽然我们希望孩子吃下更多健康的食物，但当代儿童的饮食环境，却让父母面临着巨大的挑战：零食、高热量的"垃圾食品"、添加了过多人工调味剂的半成品等随处可见，孩子们又"本能地"喜欢这些食品。

然而如果像上文中那位发私信给我的妈妈一样，将水果软糖当作孩子好好吃饭的奖励，那潜移默化中就给孩子传递了一个信息：水果软糖非常珍贵，所以被作为奖品。这无疑就增加了糖在孩子心理上的权重，并将它和奖励、快乐等关键词联系在一起。

这是家长经常犯的错误之一：将那些我们不想让孩子多吃的"垃圾食品"当作奖品后，还在纳闷孩子为什么这么喜欢吃这些东西。

1.1.4 让食育作为家庭教育的核心

看到这里，你也许会想："那面对孩子吃饭时的种种问题，该怎么办呢？"我在喂养两个宝宝的过程中，也曾有着和你一样的困惑。

有次请朋友一家去饭店吃饭，三个小朋友、四个大人围坐在一桌。二宝只顾着吃；大宝因为年龄稍长，所以比较遵守餐桌礼仪；朋友家的女儿却对爸爸夹到盘子里的食物嗤之以鼻。

爸爸说："来，尝一口，好吃。"

小姑娘摇摇头说："不吃。"

妈妈在一旁无奈地说："好愁人啊，她从小就很挑食，尤其不喝牛奶，真让人头疼！"

我身边很多宝宝都有这样的问题：偏食、挑食、爱剩饭、喜欢吃零食等。妈妈们用全脑教育来提高孩子的智力；用正面管教来关照孩子的情绪；但在解决孩子吃的问题时，却显得束手无策。

其实，在英国和德国，以及邻邦日本等国家，都已经开始注重食育，并尝试以"食物"和"吃"作为支点，对儿童进行全面的早期教育。

一次偶然的机会，我接触到了这种"治标也治本"的好方法——食育，从此打开了新世界的大门。在照顾两个孩子时，我将食育作为整个家庭教育的核心，他们的改变和成长，让我想把这种方法分享给更多为孩子吃饭而苦恼的妈妈们。

把食物变成孩子的教具，让食育成为家庭教育的核心

有一个学期，大宝幼儿园开设了食育课，内容是组织小朋友和食材亲密接触，自己动手做下午茶甜点，节假日去农庄采摘。有一次家长日，老师问我："Summer（大宝的名字）是不是在家和你学过做饭啊？他操作起来轻车熟路，活像个小厨师！"

我说："对啊，我在家会用食育的方式带孩子玩。"

老师表示很惊讶："我第一次听说家长在家给孩子做食育！"

现在很多幼儿园都开设了食育课，孩子们会系统地学习关于食物的知识，在课堂上跟着老师制作美食，动手实践。这样导致大多数父母理所当然地认为，食育是在幼儿园进行的。

但事实真的如此吗？在我看来，家庭才是食育最该发生的地方，并且食育可以成为整个家庭教育的核心。

本节你将了解如下内容：

① 食物是孩子的第一件玩具

② 食育，让三餐成为早教课堂

③ 厨房可能有"魔法"

④ 从食物中能学到更多

1.2.1　食物是孩子的第一件玩具

《儿童发展心理学》指出："大脑密度和重量的迅速增长主要是由于树突、神经细胞体以及连接神经细胞的突出开始形成。神经连接网络的加速发育是对环境刺激做出的反应，并为所有领域的迅速发展提供可能。"

宝宝还没出生，妈妈就已经给他准备好了各种玩具：手摇铃、会唱歌的旋转吊铃、健身架等。但当宝宝成长为有选择能力的小婴儿时，妈妈会沮丧地发现：比起那些妈妈精心挑选的玩具，婴儿更喜欢玩一个空瓶子、一截小绳子或者妈妈的口红、梳子。再然后妈妈会发现：婴儿最喜欢的玩具，还是各色自然造物，比如一块石头、一片叶子，或者菜篮子里的蔬菜、水果。

◉ 摸一摸，这是什么

宝宝对于蔬菜、水果的喜好，来自人类的进化。大宝刚 3 个月时，在爬行垫上练习翻身，我拿起手边的苹果放在他身侧，吸引他翻过去。可能是苹果可爱的红色和香甜的气味让他精神一振，就这样他成功地完成了"人生的第一次翻身"。

后来，我们经常玩"摸一摸，这是什么"的游戏。苹果光滑圆润，柠檬表皮有蜡质的手感，黄瓜摸起来凹凸不平但不至于刺痛双手，还有牛油果、山楂、火龙果、番茄等，我会随手将这些蔬菜、水果递给大宝，让他摸一摸、闻一闻。等到二宝降生，大宝也如法炮制，这个游戏也促进了兄弟俩的交流和互动。

我们都知道，在孩子0～3岁的生命早期，给其提供的刺激越丰富，他们的神经网络建立的效率就越高，认知发展水平也会越高。所以，很多早教机构都会建议父母给宝宝购买感官球、触摸书一类的玩具。其实，适合孩子们的"早教玩具"，大自然早已经准备好了：我们每天接触的蔬菜、水果就是孩子们最好的感官体验道具。

◉ 地板上的美食家

我和粉丝群的妈妈们交流时，经常能听到她们关于"宝宝吃饭"这件事儿的烦恼：宝宝在吃辅食时，不愿意接触新鲜的口味；宝宝不吃任何一种蘑菇；宝宝一遇到蔬菜，哪怕是一星半点儿，都要马上吐出来……

身为一个母婴账号的运营者和健康管理师，我会对她们说："要给孩子多多提供接触新鲜口味的机会！"

如果宝宝一次不吃，可以换一种做法，下次再试；或者他这段时间不吃，那隔两个礼拜再试试。然而，最重要的是，让宝宝及早体验各种食物的手感、气味和味道。

在大宝、二宝添加辅食阶段，正式吃饭尝试各种味道的食物前，总是先在"非正式场合"而非餐桌上，接触新的味道。有时是在婴儿车内，有时是在地板上。大宝10个月大时，我在家一个人带他。一到做饭时间，我就把婴儿围栏放在厨房附近，将洗净切好的胡萝卜、黄瓜直接递给他磨牙。用这样的方式，他尝到了很多食材天然的味道。

当他能扶着墙走路时，就学会了自己去寻找"天然的味道"。有次我和老公在厨房做饭，大宝扶着墙自己蹒跚地走了进来。我们悄悄观察：他先试着去摸操作台上的盘子，发现够不着，又往前走继续探索；他发现矮桌上放着备好的食材——芹菜段和肉丝，他先拿起肉丝吃了一口，又拿起芹菜吃了一口；最后，他干脆抓起一大把肉丝，坐在地板上吃了起来。老公笑称大宝是"地板上的美食家"。

当时我们只觉得好玩，但是后来结合学习的食育知识才悟到：在探索中尝试各种味道，并最终寻找到自己喜欢的食物填饱肚子，是人类和食物最基本的关系。而现代社会的分工，割裂了这一过程，才导致出现了那么多厌食、挑食或暴饮暴食等饮食问题。让食物成为陪伴宝宝的玩具，也就开启了食育的第一步。

1.2.2　食育，让三餐成为早教课堂

大宝1岁左右的时候，我带着他去小区里玩耍。遇到其他妈妈时，大家总会聚在一起讨论"要不要让孩子上早教班"的话题。一部分妈妈认为："早教班，不就是陪孩子玩嘛，我也可以！一年两三万块钱，能买多少玩具、多少绘本啊！"另一部分妈妈则认为：

"早教班老师都受过专业训练，了解儿童心理，而且教育机构有成套的理论体系，当然和自己教育有区别啦！"

起初，我比较认同第二种说法，早早就给大宝报了一年早教班。一方面让孩子有系统接受早教的机会；另一方面也抱着偷师的心态，想看看他们到底教些什么。

大宝上的早教中心采用的是选课制，提供的课程除了绘本、舞蹈、艺术这些常规课，还有科学、烹饪之类的选修课。这些课看起来很有意思，大宝也很喜欢一起上课的小朋友和老师，但每周最多只能选两节课。等我怀二宝的时候，带大宝去上课的时间就减少到一周一次，甚至两周一次了。不得已，我只能在家自己研究如何给大宝进行早教。在这段时间里，我发现：如果掌握正确的方法，食育就是最适合家庭的早教方式，一日三餐都能成为"早教课堂"。

无论怎么忙乱，我们每天总要吃饭，而且一天三顿雷打不动。对于孩子来说，最好的早教就是陪伴，如果因为做饭没办法陪孩子，何不让他参与到厨房工作中来呢？我把早教班的课程整理成思维导图，每天大宝睡着后，我就苦思冥想如何将第二天的三餐拆解成能和娃一起动手的"课程"。比如，通过蔬菜、水果认识形状，用锅碗瓢盆开音乐会，自己动手做沙拉，在吐司上用番茄酱、果酱画画等。在本书中，我也会向大家介绍这些"小发明"。

1.2.3 厨房可能有"魔法"

在没真正参与厨房操作之前，在宝宝眼中，厨房可能就像"查理的巧克力工厂"一样奇妙：爸爸妈妈提着篮子进去，一顿乒乒乓乓操作后，就能端出美味的饭菜。

这一切在宝宝眼中仿佛有"魔法"一般。难怪闺蜜说，她一眼看不住，女儿就要去厨房"探险"。厨房，对于孩子而言确实是个神奇的地方。

然而，在大人眼中，厨房却是最危险的地方。孩子进了厨房，不仅可能弄洒食物，父母稍不留意，孩子就可能被烫伤、电到。因此，大多数父母都会把孩子拦在厨房门外，并且告诉他们："这是大人待的地方，小孩子不要进厨房。"可越是这样，厨房对孩子的吸引力越大，他会趁大人不注意的时候溜进去玩，这样反而更容易受到伤害。

在蒙氏教育理念中，儿童是通过各种"工作"来发展心灵内部世界的。

家务最密集、孩子最容易参与的场所其实就是厨房。如果妈妈将厨房稍做改造，比如加一张矮桌子，放一把小凳子，将一些操作用具换成不容易损坏的不锈钢、PP塑料等材质的，就会发现，孩子也可以参与到烹饪的过程中，厨房会成为他们的第一个"蒙氏早教课堂"。具体的方法，我会在后面的部分详细讲解。

总之，经过缜密设计后，我和大宝经常在厨房里一起"工作"，他的精细动作、数字概念、逻辑思维也都得到了提升。我认为，生活中的方方面面，对孩子而言都是学习。与其把他交给电视机和平板电脑，不如把他带进厨房，让他在具体的生活情境中发展认知。

1.2.4　从食物中能学到更多

我的两个孩子都很喜欢厨房，也爱和我逛菜市场。回老家度假时，我们还会参与太爷爷菜园的蔬菜采摘活动。我一直在研究，为什么孩子如此喜欢食物，以及我们如何通过食育进行学龄前孩子的早期启蒙。

食育的领域十分广泛，涵盖食材、烹饪、社交、文化、艺术和科学等部分，而且频次很高——每天都在发生，每天都在更新，并且和人类的感官紧密相连，所以非常适合作为早期家庭教育的核心。那么，从食育出发，我们应该从哪些方面带孩子发展认知、做早教启蒙呢？

⊙ 从食育了解自然

有一次，我们全家一起处理奶奶从乡下带来的土豆，准备腌制咸土豆。

大宝突然问我："土豆是树上长的吗？"我告诉他，土豆是长在地底下的。

大宝又问："土豆会开花吗？"我一时有点懵，我也没见到过土豆开花啊！

幸亏奶奶帮我解了围，她告诉大宝："土豆的花朵是白色的。"

烹饪所用的食材都是自然的馈赠，本身具有强烈的自然特征。比如季节性，西瓜是夏季水果，大白菜是冬季蔬菜；比如地区差异，南方产菱角，北方产山楂。育儿专家认为，孩子生长在城市远离自然，会出现诸如注意力不集中、感觉统合失调等"自然缺失症"。

因此，我们呼吁家长为儿童提供更多接触自然的机会。认识菜篮子里的食物，不正是了解自然最方便的途径吗？

带着对土豆的好奇，我们在阳台上开辟了一小块土豆种植园。我在网上买了可以观察土豆生长的透明袋子。我让大宝和二宝亲自浇水、添加生长素，我们一起观察土豆生长的情况。一段时间后，我们不仅知道了土豆开花是白色的，还知道了土豆生长需要的条件。

◉ 从食育了解传统

陈晓卿在《风味人间》中写道：刀功火候，五味调和，不仅是中国人处理食物的方法，而且隐含着他们的烹饪审美和处世哲学。

正如他所说，食物可以用来饱腹，而烹饪并非简单的生存行为。对于不同食材的态度和处理方法，寄托着每个文化群落对于食物的想象和情感。这一点，在制作传统节日所需要的食物时，最为明显。在我家，一直都有逢年过节全家聚会包饺子的传统。上到将近90岁的太奶奶，下到刚刚2岁的二宝，全家齐上阵，每个人都有被安排好的任务。擀皮儿的人、调馅的人、包饺子的人、传递饺子皮或给包好的饺子"排队"的人，围在一张圆桌前一起劳动、彼此交流，这也是传统节日的重要环节。

人类文化学中，对一个族群的定义，就是他们拥有相同的语言、习俗、经济生活特点等。同样，最能让孩子深切体会传统文化的地方，也是餐桌和厨房。通过参与有节日特色的饮食制作，孩子既接受了人文教育，又了解了民族风俗传统。

◉ 从食育了解艺术

我第一次意识到食育和艺术有关，是受来自他乡美食的启发。有次和朋友在法国普罗旺斯省的一个海滨小城度假，从岛上回来，我们觉得肚子好饿，就四处寻找餐馆。结果，在海滩旁边看到一个类似大排档的小吃摊。店主强烈推荐一款甜点，端上来时，那盘甜点美得让我舍不得挪开眼睛。那是一大盘用鲜花装饰的甜点，老板说甜点的名字叫"普罗旺斯花园"。

法国人在小吃摊都能运用到美食艺术，让我觉得很震惊。我问朋友："当地人会为这个买单吗？会不会觉得太不划算？"朋友笑着说："西餐烹饪学校中，摆盘分数能占到三分之一，经典法餐更是如此。食物和艺术本来就密不可分啊！"

很多关于艺术启蒙的书籍都会告诉家长：在儿童艺术敏感期应提供丰富的画材和环境，让他自由创作，充分锻炼精细动作，发展创造性思维。但有谁规定，画画一定要用油彩和画布？又有谁想到，帮妈妈摆盘，也是一个艺术创作呢！

小时候，家里聚会，爷爷都会让我担任"熟肉摆盘师"，主要任务是把大人切好的各种香肠、蛋卷、猪肝、烤肉摆成有美感的样子，有时他还会教我使用胡萝卜、香菜等作为配饰。如果摆得好看，会获得全家人的一致称赞。

大宝、二宝的精细动作有了一定发展后，我也开始如法炮制，将水果、熟肉、饼干、蛋糕的摆盘工作都交给他们。有次跟大宝一起看了纪录片《法国主厨》，晚上摆冷盘时，大宝在圆盘中间放了一块肉，一根香菜叶子，还像模像样地在旁边挤上沙拉酱。这让我忍不住窃喜，看来他已经从《法国主厨》的摆盘片段中，学到了留白。

◉ 从食育学会生活

我的父母经常对我说："最重要的是学会生活！"我也认为，学会生活比学会任何一种知识都更加重要。因为，只有生活是每时每刻都在发生，并且是你无从回避的。那么，什么样的人才算是会生活的人呢？一个会吃的人，往往活得通透，比如大文豪苏轼。

不妨让我们想得形而上学一点，食育的最终目的，或许并不是让孩子从饮食这件事中学到多少自然科学知识、文化传统。因为这些内容，在其他地方（比如学校）也可以学习。生活的真正奥义隐藏在一餐一饭中，尤其在中国文化中更是如此。因此，食育也是在教会孩子"该如何好好生活"。这其中包含两方面内容。

一方面，食育教会孩子如何吃得更健康。在工作中，经常遇到准妈妈咨询："孕期吃什么更健康？""怀孕了什么食物不能吃？"账号后台的私信中，也会经常有家长留言："孩子吃什么能长得高？""吃什么能让孩子更聪明？"我们每天都吃饭，吃下去的每一口食物都事关健康。然而，整个九年制义务教育中，却没有任何一门课系统地告诉孩子，如何能吃得更健康。于是，从小到大，我们都是跟着自己的饮食欲望走。在这种社会背景下，高糖、高热量食物催生的肥胖、早熟等都是可以预见的结果。我想说的是，家长别低估了孩子的自制力，如果从小进行食育，将健康饮食的理念传达给他们，养成习惯，可以很大程度避免肥胖、早熟等现象发生。

另一方面，学会欣赏美食。懂得从食物中理解生活之美，对孩子而言，是一种软实力。这也是在AI时代，被反复提及的人类思维特性：通感。通感是人类各个感知维度之间的互通，属于五感之上的"高级感知能力"。

中国人是通感的高手，赋比兴的创作手法都是基于通感的。于是，你会发现一个神奇的现象：那些文章诗词写得好的文豪大家，往往对饮食也颇有研究。从孔子到苏轼，再到李渔和袁枚，无一不是"吃货"附体。理解生活之美，无论身处哪里，从一日三餐中就能感受到幸福，这难道不是一个"大本事"吗？

1.3 食育，可能和你想的不同

在粉丝群里分享食育心得时，我发现妈妈们对食育有一种普遍印象：食育就是带着孩子去逛菜市场或者做饭，顺便科普一下植物是如何长大的，最多在烹饪过程中给孩子安排一些任务。这些都是在家庭展开食育的一个方面，真正的食育包含更加丰富的内容，也更加成体系。这一节，我们就来聊聊大家对食育有哪些常见的误解，以及为什么在现代社会孩子更加需要食育。

本节你将了解如下内容：

❶ 食育就是关于"吃"的知识吗
❷ 现代家庭的"吃饭困境"
❸ 现象学习法和食育

1.3.1 食育就是关于"吃"的知识吗

有位朋友听了我聊的食育话题后说："原来我一直在实践'食育'啊！"

我让她说说是怎么做的，她告诉我："不管去逛菜市场还是做饭，我都带着两个3岁的孩子。我会告诉他们，什么是青菜，它们是从哪里长出来的，怎么做才好吃。"可是，食育真的就只是教会孩子关于"吃"的知识吗？

⊙ 食育应该有更广阔的视野

在《我是妈妈，更是自己》中作者邹锦华深情地写道："食物通常会承载人的美好情感，认真做食物本身就是一个美好的过程。如果可以邀请孩子参与其中，就能很好地帮助孩子进入生活，这是实实在在的生活良方。"

一个家庭对待食物的态度，往往也折射着这个家庭的生活态度。例如，在我家，老一辈的生活传统会在饮食中传递给后辈。来自北方的爸爸和来自南方的妈妈，无数次地在厨房中、在餐桌上交流着不同的饮食观念，也让我和俩娃获得了更丰富的"口味"。然而，食育却不能仅仅围绕着厨房，还应该走向更加广阔和遥远的区域：通过食物，引导孩子去认识山川湖海和大千世界。

有一年春节，二大伯从东北老家寄来了一条很大的胖头鱼，说是最近冬捕抓的。我们炖了鱼、焖了玉米面饼，爸爸还叫来了同城其他亲戚一起享用。饭桌上，爸爸讲起了老家的查干湖冬捕。进入严冬的查干湖上冻了厚厚的冰层，在喇嘛的诵经声中，大家齐心协力在冰上钻孔、下网、出网。见大宝听得聚精会神，我又找来了纪录片给他看。从他认真的表情中我发现：虽然已远离故土，但在长辈的讲述中，民族文化依然让他着迷。

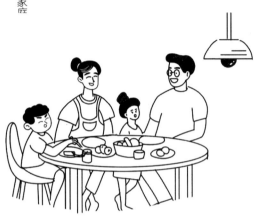

食物折射着一个家庭的生活态度

◉ 食育需要系统学习

和大宝幼儿园老师闲聊，说到最近学校中食育课程的情况，老师说："有一些家长是有意见的，觉得幼儿园就应该做英语启蒙、数学启蒙。至于食育一类的生活教育，放在家里随手教就可以了。毕竟谁家还没有一间厨房，一方餐桌呢？"

然而，发展至今，食育已不仅仅是一种教育理念，它更形成了教学体系。无论老师还是孩子的父母，经过系统学习和了解，可以将食育作为家庭教育的一种固有模式。从孩子接触辅食开始，在健康、审美、认知启蒙等方面进行有计划的引导。这种教育远比用书本启蒙，或通过口头教养更加生动，也更深入。

◉ 食育只是大人教孩子吗

80后中的相当一部分人从小生活在城市，放暑假偶尔回老家，也只是围着菜园看看。对于自然和食物知识，他们并不比他们的孩子有多深刻的认识。因此，食育未必只是家长教孩子，更确切地说，是家长与孩子共同学习。

有次应小区物业的邀请，我给社区孩子们上食育课。我设计了带孩子们做两道夏日甜点的方案，其中有一个环节是在饼干中放蔓越莓干。我给孩子们介绍完蔓越莓的营养价值，以及蔓越莓干的制作方法后，一个小姑娘举手问我："老师，蔓越莓的家乡在哪里啊？"我自以为做了很充足的准备，但面对这个问题我竟一时语塞，只好尴尬地拿出手机来查，才知道世界上95%的蔓越莓都产自北美。直到2019年我国东北地区才开始种植。

从某种角度来讲，我们这代人更需要补上食育这一课。疫情防控期间我宅在家，两周不出门，看到电视广告上的汉堡和炸鸡，忍不住心里痒痒，喊老公戴上口罩去买。一旁的大宝一本正经地说："妈妈，你又吃垃圾食品。""垃圾食品"这个词是他从姥姥那儿学到的。上一辈人大多还保持着农耕民族朴素的饮食作风，喜欢吃自己种的蔬菜，以清淡为主，鲜少吃辣；而下一代孩子们因从小接受健康教育，如红绿灯饮食法、低盐饮食等，也比我们更有这方面的意识（虽然是否能做到要打个问号）；反而是我们中间这一代，更需要利用对孩子展开食育的机会，和孩子一起精进，育人育己。

1.3.2　现代家庭的"吃饭困境"

吃饭，对于中国人而言，是一项重要的家庭仪式。然而现代家庭中，这种仪式感越来越淡了。回想起那全家人围坐一桌的情境，仿佛只有周末或过节才得见一回。很多家庭更是将餐桌直接搬到了茶几上，一边看电视一边吃。

在私信中，有的家长跟我反映宝宝吃饭磨磨蹭蹭，注意力不集中。但如果仔细询问，就会发现在添加辅食的阶段，父母为了让孩子坐得住，一般都会用动画片来吸引他们的注意力，一边喂饭一边看动画。这样宝宝在吃饭时，也就丧失了仪式感和自主性。

除了吃饭的专注度，很多现代家庭的"吃饭困境"都在影响着孩子们进食行为。

◉ 踏踏实实陪孩子吃饭比摆拍重要

不知从何时开始，朋友圈掀起了一场秀宝宝餐的比赛，妈妈们纷纷晒出为宝宝做的精美食品。我也从网上找来食谱，给大宝、二宝做了一道"网红宝宝餐"，还精心装饰了一番。我摆好造型，拍完照片，二宝吃了一口，摆出一副一言难尽的表情；大宝则直接告诉我，妈妈，我想吃鸡蛋炒米饭。我自己尝了一口，果然不如随手做的烩饭好吃。不甘心的我第二次尝试，在忙着给漂亮的辅食拍照时，姥姥走过来说了一句："踏踏实实陪孩子吃饭，不比发朋友圈重要吗？"我拿着手机的手不自然地抖了两下，手机差点掉到盘子里。真是一语惊醒梦中人。

给宝宝做辅食，本是一件要专注营养搭配和食物口感的事情，却生生被社交媒体搞成了"选美大赛"，漂亮的宝宝餐盘和辅食模具一时洛阳纸贵，但这真的是为了孩子的审美考虑吗？那些被摆成卡通造型的食物，就真的比它们本来的样子更美吗？孩子们应该从餐桌上学到的是对待食物的正确态度，了解食材的本来面貌，而非被过分关注的烹饪后的造型、色彩！

◉ 关于外卖的问题

在小区遛弯或者和朋友聚会时，遇到小朋友，我总会好奇地问："你家谁做饭？"虽然有点讨人嫌，但却能从他们的回答中了解到现代家庭饮食之真实状况。

有的孩子回答："我和爸爸妈妈晚上都去姥姥家吃饭。"

有的孩子回答："我妈妈做饭。"

最有意思的是，有个小女孩回答我："我们家的饭，都是外卖叔叔做的。"

小女孩的一句话成为我们所处消费社会的缩影。尤其是这几年，外卖这么方便，哪位家长能保证没有给孩子吃过外卖呢？然而，若长此以往，获得一顿美食将只和拿起手机这个动作有关联，孩子很容易缺少一种"大格局"，无法了解大自然是如何赐予人类食物的，也很难探究到想要获得食物，背后需要付出多少艰辛和努力。

1.3.3 现象学习法和食育

即便在引入了食育的幼儿园，也只是将食育作为整体教学目标中的一个环节而已；而在家庭教育中，食育却能成为核心。这个想法是我看《他乡的童年》时冒出来的。周轶君在芬兰探访中小学时发现，芬兰的学校在实行一种全新的教育方式：现象学习法。

什么是现象学习法呢？现象学习法，准确来讲，叫"基于现象的教学"，它是相对分科教学而言的，也称"主题教学"。现象学习法是基于生活中的真实现象或话题，融合各学科知识为学生准备的跨学科课堂教学模式，它特别重视合作学习环境的创设，以及学习趣味的培养。这也让芬兰的教育成为世界教育界的先锋，备受瞩目。

既然现象学习法是基于生活中的现象，那么它能嫁接到食育上，成为家庭食育的方法吗？我打算在自己的两个孩子身上先做个实验。为此，我专门找到了之前一起学习儿童心理学的同学（现在担任一家幼儿园园长），让她当我的顾问。

在过去一年的实验中，大宝用现象学习法，在食物中认识了世界地图和各个国家的主要动物、国旗，还了解了一些基本的物理常识，建立了数量的概念，学会了做5道家常菜。在实验过程中，我还发现了将现象学习法运用于食育的一些显著优点。

首先，食育可以让孩子在实际操作的过程中学习，激发他们的学习兴趣。

有一次，我从超市买回来一袋核桃，打算熬核桃红枣粥。大宝看到了，也过来帮忙。他想用手直接把核桃掰开，但几次都失败了。这时他爸爸走过来递给他一个夹子，大宝很轻松地夹开了核桃，并感叹："夹子真神奇！"

顺着这个话题，我们仨聊到了杠杆原理。他爸爸找来积木，给大宝演示了一遍。大宝举一反三，问："我们用的筷子也是杠杆原理吗？""是的，核桃夹子是省力杠杆，而用筷子是费力杠杆。"爸爸答。

其次，食育能让学到的内容回归生活。

大教育家杜威说："学校科目相互联系的真正中心，不是科学，不是文学，不是历史，不是地理，而是儿童本身的社会活动。"

围绕着食育的活动，可以将孩子所学的内容运用到实际中，让他们对学习知识有更积极的认识，也在这个过程中，他们变得更自信。一位朋友给我讲了她儿子的"神操作"：有天她在厨房煮粥，儿子在旁边帮忙洗菜。门铃响了，她忙着去开门，叮嘱儿子看着锅，粥快溢出来的时候赶紧关火。结果回来时，看到煮锅上放着一根很长的筷子！儿子得意地说："妈妈，我学了表面张力，锅上放根筷子，破坏了表面张力，粥就不会溢出来了哦！"

最后，在食育中锻炼解决问题的能力。

从计划吃什么，考虑全家人的喜好，平衡营养，到去菜市场或超市买菜，再回到家中，按照各种食物的特性进行烹饪，其实都是在考验解决问题的能力。要知道，在五星级餐厅，行政主厨也是一名优秀的管理者。

因此，在现象学习法中强调的解决问题的能力，也能在食育中实现。重阳节当天，我们几个姐妹凑在一起，想要给家里的长辈做顿好吃的。为了让孩子们了解这个传统节日的意义，我们安排这次聚餐由大一些的孩子带头张罗，小一些的孩子负责帮忙。我家大宝被分配去超市选购蔬菜。我开车带他去超市后，他自己拿着姐姐开的食材清单去选购蔬菜，其中一个食材是"笋"，当大宝走到蔬菜柜台前发现笋不止一种时，陷入了矛盾。

他问我："妈妈，这么多笋，到底该买哪一种呢？"

"姐姐说要怎么做笋？"我引导他。

大宝站在原地思索了好半天，最后若有所思地说，姐姐说要凉拌。

于是我用手机帮他搜索了凉拌笋的菜谱，最终大宝选择了带长长尾巴的青笋。

1.4 世界各国的食育实践

在国内，食育已经不是新鲜的事情，很多早教中心都将烹饪作为一个课程，小学甚至幼儿园也开设了烹饪课堂，但还很难说食育已经形成了体系。

我们常说，一个民族的饮食能体现这个民族的传统和文化，及其看待世界的方式。不同国家想要通过食育教会下一代什么，也是对"如何更好地生活"这一问题做出的回应。下面我会为大家介绍世界各国的食育实践。

本节你会了解如下内容：

❶ 日本：食育基本法

❷ 英国：烹饪是必修课

❸ 意大利：慢食协会推动的食育

❹ 法国：食物五感教育

1.4.1　日本：食育基本法

食育，最早出现在日本。随着日本人民生活水平的提高，在青少年中出现了营养过剩、肥胖等问题，同时随着连锁快餐的引入，日本传统的饮食文化受到西方饮食文化的冲击。2000年，食育的概念被提出，日本利用法律手段和社会力量，将食育提高到了前所未有的高度和广度。

◉ 食育成为法律规定

日本人把食育做到了极致，将食育程式化、系统化，并赋予其文化内涵。更重要的是，食育在日本有法律支撑。

日本文部省在2005年以法律的形式制定了《食育基本法》，在全社会推进"吃什么""如何吃"的教育，甚至详细制订了五年的推广计划。

比如，2005—2010年推广"每日早餐计划"，2010—2015年推行"和家人吃饭"和"食用本土食物"计划。

因为有了法律的支撑，食育推进计划在日本的效果有目共睹。在10年间，国民无论是对于高血压、高血脂等疾病的认知，还是对于食品安全的关注，以及本土食品文化的传承都有了非常明显的改变。《孤独的美食家》《深夜食堂》等和美食有关的影视作品，也从一个层面上反映了日本食育推广的成功。下面我们就来看看，日本食育有哪些借鉴之处吧！

第一，有严格的课程体系。

有了立法，还要在教育上落实下来，这就需要详尽的计划和严格的课程体系。日本食育界泰斗服部先生（日本食育师协会理事长、服部营养专科学校校长、医学博士、健康大使）就提出了食育的三大理论支柱：

（1）养成安心、安全、健康的择食能力。

（2）衣食住的传承和生活习惯的培养从共食（和家人共餐）开始。

（3）从粮食问题、环保问题等来思考全球的食育。

在纪录片《日本的学校午餐》中，可以看出这三大理论支柱是如何在幼儿园中具体实践的。学校的厨师会在空地上自己种菜，让学生更直观地了解食物从何而来；吃饭前学生自己动手布置餐桌，进行餐前仪式，并且老师会给学生讲解食物的来源和营养；在吃饭过程中，学生保持安静；吃完饭后，学生会主动收拾餐盘，将可回收垃圾整理好。

在日本的朋友告诉我，宝宝在幼儿园会系统地接受食育，以改善各种饮食方面存在的问题。最令她感触深刻的是"完食教育"，简单讲，就是把食物吃完的教育。朋友女儿3岁5个月，在日本上幼儿园。每天上学之前，老师会将第二天的菜单和家长沟通。因为女儿在家从来不吃鸡蛋，所以朋友问老师："可以不在她的饭菜中加鸡蛋吗？"老师表示，家长应该坚持让孩子尝试不再挑食。连续两三天，老师反馈，她女儿在午餐中吃到鸡蛋时，都会哭一场。但学校的"完食教育"告诉孩子，要为身体摄入足够的营养，把食物吃完也是一种责任。因此，孩子们都会努力吃完餐盘中的食物。如果有哪个孩子吃不完，大家还会喊着口号鼓励他吃完。

第二，5W1H原则。

日本的食育理论认为，进餐过程中要尽可能愉悦口舌、愉悦肠胃，这样吃下去的食物才会被愉快地吸收，并成为身体的一部分。

日本女子营养大学副校长五明纪春博士提出的家庭亲子餐桌5W1H原则，就非常值得我们借鉴。

WHY——为什么吃？

WHO——和谁一起用餐？

WHAT——吃的是什么？

WHEN——什么时候吃？

WHERE——在什么地方吃？

HOW——应该怎么做？

为了让食育不仅是校园的课程，更是家庭充分参与的社会活动，日本的食育推广者建议家长都能用这一原则来审视日常的饮食行为，一日三餐有没有耐心地和家人一起吃完？吃进去的食物都对健康有益吗？吃饭时间是否规律？……

1.4.2　英国：烹饪是必修课

提到英国，大部分人想到的就是"黑暗料理"，在英国留学的朋友叫苦连天——炸鱼、薯条吃到吐！然而，可能正是因此，英国才会对国民的食育如此重视。英国建立了覆盖整个教育体系的食育计划，其中最值得关注的就是"校园菜园计划"。

◉ 写进义务教育课纲的食育

英国的这项"校园菜园计划"由一位叫Jamie Oliver的大厨发起，并逐渐被主流教育体系所接受。在2005年，英国教育部下发《英国国家课程框架文件》，将"烹饪与营养学"纳入艺术与设计课程，成为独立的学科单元。

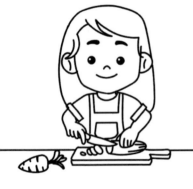

孩子学习烹饪

英国对食育的推动不仅如此，教育部甚至规定11岁到17岁的学生，至少要学会做20道菜肴。这样的烹饪必修课，对于适应了以语、数、外三门课程为主的我们而言，有点不可思议，但英国教育专家认为，这非常有必要。

◉ 为什么要学习烹饪

我在青少年时期，爸爸妈妈从来不让我进厨房，也不让我参与任何烹饪实践。他们认为考试不会考厨艺，所以没必要花时间来学习。但时隔多年，看到英国教育部对烹饪课程的阐释，我突然有一种豁然开朗的感觉。原来，烹饪对于孩子的成长如此重要。

首先，学习烹饪有利于孩子掌握选择食物的主动权。

大宝在很长一段时间对黄瓜都很抵触，无论做成鸡蛋炒黄瓜、凉拌黄瓜，还是放在其他菜品里当配菜，他都拒绝尝试，即使我用各种方式告诉他黄瓜很好吃。

有一次朋友到访，我把黄瓜削好皮，给了大宝一把安全小刀，让他帮我把黄瓜切成小段。虽然知道他一定会把黄瓜切得有大有小，但看着他兴奋的样子，我还是为这个小厨师穿好围裙，让他开始"工作"。没想到，一转脸的工夫，一根黄瓜已经被他拿在手里开始啃了，从此，大宝对黄瓜的抗拒神奇地消失了。

直到看了一项美国的研究我才想明白，有时候宝宝们并非讨厌食材本身，或许只是厌恶家长对食材的处理方式。如果孩子不曾亲自参与到烹饪过程中，就没机会看到食材真实的样子，或许就会像大宝一样，错过选择对自己有益食物的机会。

其次，烹饪是人生中最重要的技能。

直到离开家到北京独自生活，我才第一次真正体会到烹饪的重要性。除了煮方便面和焖米饭，我几乎不会炒一道菜。只能一边打电话向妈妈求助，一边笨拙地自己操作。

可能有人说，不会做饭，可以吃方便食品或者叫外卖嘛。但为了迎合食客的口味，售卖的食物往往有高油、高盐倾向。若长期依赖这样的食物，会对身体造成不良影响，甚至患上慢性病。连自己都照顾不好，何谈照顾家庭和发展事业呢。因此，说烹饪是人生中最重要的技能，一点也不为过。

最后，烹饪让孩子从多重角度理解食物。

从广义上来讲，种植也是整个烹饪学科的一个门类，如何种植、如何选购，从根本上决定烹饪的结果。因此，很多大厨都是自己种菜或者自己采购。烹饪，让孩子有机会接触食物的原始状态。一些之前被孩子讨厌的食物，可能会被他重新喜欢上哦！

和朋友一家在法式餐厅吃饭，餐前每人都点了一道奶油蘑菇汤。朋友的女儿把蘑菇一点点都吐了出来，朋友尴尬地解释说："她不喜欢吃蘑菇。"于是我们就这个话题，开始讨论为什么那么多小孩不喜欢吃蘑菇。大概是因为蘑菇软软嫩嫩的，有一股植物的味道，孩子不知道是什么，就本能地提高警惕选择排斥。我建议朋友回去让孩子试试自己种蘑菇，或许她就会慢慢接受了。后来，朋友带着女儿用菌类培养包，在卫生间种出了蘑菇。她说，女儿当天就要求吃蘑菇炒肉，还说感觉自己种出来的蘑菇特别好吃。

1.4.3　意大利：慢食协会推动的食育

带着大宝去欧洲旅行，第一天在意大利吃早餐，自助餐厅提供了两盒酸奶。Summer打开一盒，吃了一口就说："妈妈不好吃，我要吃咱们自己的。"听他这样说，我也尝了一口，果然不好吃。但为什么差别这么大呢？

◉ 被遗忘的自然之味

在当地生活的朋友告诉我，这是因为我们已经习惯了含有大量添加剂的"工业味道"，对自然的味道反而不习惯，其实那家餐厅的自然发酵酸奶在当地十分有名。意大利慢食协会的Cinzia Scaffidi先生也是这样认为的：孩子们处于工业饮食的包围中，很快就会忘记食物原本的味道。

于是，慢食协会开始和政府联手推动意大利儿童的食育工程。他们重视"探索吃的喜悦"，通过"千园计划"在学校建立大大小小的自有农场，让孩子们在实践中重新认识食材、探索味觉，更试着通过饮食联结历史情感与记忆。

◉ 在食物中开展学习

意大利中小学的老师会让学生通过食物来学习其他学科的知识。比如，如果今年学校的菜园打算种植番茄，那么历史老师就会结合本学科，介绍番茄的历史，而地理老师则会给学生讲解番茄的产区，生物老师会讲解嫁接原理，等等。在Bruni的公立小学，音乐老师甚至会将食物的故事改编成音乐剧！

在意大利的学校中，食育不是兴趣课堂也非团体活动，而是正规课程。按照不同年级，老师会为学生传授系统的知识。在照顾菜园方面，也会根据学生的年龄安排不同的任务。最终收获的果实会成为校园午餐的食材，经过烹饪端上餐桌，供学生享用。

◉ 食育教师的培养

为了将更多学科结合食育课程，设计出寓教于乐的学习内容，意大利教育体系对掌握食育的老师有很大的需求。"慢食运动"教师培养中心在成立的12年时间里，为教育系统输送了约10000名教师，这可不是一个小数目。

成为食育教师，需要接受20门以上课程的培训，从味觉体验到购买行为，再到有机耕种、全球粮食等宏大的命题，在整个培训中都会涉及。专业的教师队伍保证了意大利的食育能准确、有效地推进，也让本国的孩子跟传统美食保持紧密联系。

1.4.4 法国：食物五感教育

相比于别国对于种植和烹饪的关注，浪漫的法国人在举国的饮食教育中，更加注重的是如何品尝美食。记得一位美食博主在自己的文章中表示出疑惑：全世界的孩子都喜欢炸鸡、甜食，而法国孩子最喜欢的食物是紫甘蓝和青口之类的。法国孩子一天吃四顿饭，却几乎不吃零食。为什么？

◉ 不好好吃饭，怎么能算是法国人

学者梁文道的一篇文章，可以很好地解释这位博主的疑惑。他说，对于法国人而言，享受美食与其说是一种习惯，不如说是一种民族性格。有位法国朋友很形象地说："不好好吃饭，怎么能算是法国人？"

因此在法国，学生们在课堂上通过看、听、闻、尝、摸来了解食物，全方位享受天然美食带来的快乐，就成为法国学校的食育核心。老师会通过设计好的课程，引导学生通过触觉和嗅觉等辨别食物，尤其注重培养学生对法国本土食材的偏好，并通过食物来了解自己国家的文化及历史。

◉ 让孩子像法国人一样吃饭

法国孩子的在校食物丰富得令人羡慕。在 *French Kids Eat Everything*（《法国孩子怎么吃》）一书中，作者提供了一份法国学校的餐单，咱们一起来感受一下。

前菜：菊苣沙拉佐艾曼塔乳酪，酥脆面包丁

主菜：鳕鱼佐锅煎有机马铃薯

乳酪：蓝奶酪

甜点：原味优格（酸奶）配枫糖浆

这可不是贵族学校的餐单，而是每一所法国公立学校都必须达到的标准。法国教育部规定：学校供应的午餐至少有三道菜，而且必须符合法国的进餐方式，即先吃前菜，然后吃主菜，最后吃甜点。在有可能的情况下，要加入一道奶酪。不仅如此，教育部还规定，每餐必须有青菜，油炸食品每周不能多于一次，每两餐中至少有一餐含水果。

这份让人口水直流的餐单背后，是法国教育部为了实现食育目标的努力：培养孩子从小认识法国美食，了解法国食材的地理分布，并且学会像法国人一样享受美食。毫不夸张地说，法国孩子在

学校吃的每一餐，都是一次传统教育。

虽然每个国家的食育各有特色，但无论是注重植物的种植，还是注重对食物的体验，背后都折射出对本民族传统文化特色的尊重。在饮食中，孩子们能更加深刻地体会到本国的文化，并且实践这些文化传统。下一节我将和大家聊一聊，中国的食育实践及再思考。

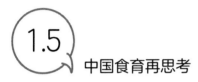

中国食育再思考

因为对食育感兴趣，我去年冬天参加了一次食育交流活动。班上二十余人，除我之外，全都是幼儿教育从业者。大家交流时，很多老师都提到一个现状，中国幼儿教育领域的食育还几乎都是幼儿园和早教机构在推进，而大部分家长对食育并不了解。

不得不说，他们的看法有一定道理。单单从对食物营养结构的认知上看，还有一部分家长没达标。直到2016年，在中国教育科学院的一份评估调查中显示，仍有15.08%的家庭一天只吃两餐，甚至有近乎14%的家长认为，火腿肠营养价值更高。那么，经过中国食育工作者5年的努力之后，我们国家的食育状况又是怎样的呢？

本节你将了解如下内容：

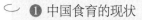

- ❶ 中国食育的现状
- ❷ 从《舌尖上的中国》到李子柒
- ❸ 中式食育智慧
- ❹ 中国文化如何嫁接饮食

1.5.1　中国食育的现状

运营自媒体账号这些年，我在后台收到了无数妈妈的私信，询问关于孩子吃饭的一系列问题，有新生儿辅食该吃自制的米粉还是吃商品米粉，有宝宝不爱吃青菜怎么办，还有孩子吃饭磨蹭该如何纠正，等等。

可以看出，对于孩子吃饭的问题，家长越来越关注，也越来越焦虑，但找不到系统学习的方法。每年和上万名父母交流，让我开始对当下食育的现状进行深入的思考，再加上和幼儿教育从业者们的交流，我发现，食育在中国确实还有很长的路要走。

◉ 校园实践零星进行

大宝幼儿园的食育课程暂时停止，原因是一个小男孩不小心弄伤了手指，家长指责老师没有尽到看护责任，而园方觉得这个课程"风险"太高，家长热情度也低。于是，食育课程被换成了更加"实用"的英语启蒙课。

这种状况在很多曾经尝试将食育规划为常规课程的幼儿园都有

发生。一方面，由于老师缺乏食育的系统培训，很难将方方面面都考虑周全，无法进行标准化的教学实践；另一方面，家长对食育的重要性认知不足。于是，关于食物的教育就成了主题教育中的一个"侧面"。幼儿园会在传统节日里组织孩子们做春饼、包饺子、包粽子，也会在春天组织以采摘为主题的春游，而这些活动大多都是零星的、不成系统的。

同时，国内没有诸如日本《食育基本法》，或者美国"可食校园"这样全国性推广计划。

◉ 家长系统认知空白

我带孩子在餐厅就餐，大宝和二宝自然而然地自己拿起勺子，一口一口吃掉面前的食物，并不时相视而笑。邻座一位阿姨观察了半天，在我们要离开的时候，她好奇地问："你是怎么'培训'这两个孩子的啊，吃饭这么好。我孙子没有动画片就吃不下饭哩！"

在这样一个人人自称"吃货"的时代，家长们对食物教育的认知依然停留在"多吃长身体"的初级阶段。如果孩子要看动画片，或者玩耍，家长通常会跟在孩子后面"强迫"他吃下定量的饭菜才安心。

曾经看过一份关于幼儿园小班新生儿食育现状的调查，家长回答关于食育的一些问题。比如，如果孩子非要边玩边吃，你是用零食奖励孩子让他吃饭，还是用喂饭的方式让孩子吃够量？大部分家长都选择了用喂饭的方式。而这样做，其实对孩子的自主性培养以及对食物的感受都是一种伤害。

大量的调查数据和我在工作中碰到的营养过剩或微量元素缺乏的儿童饮食案例，说明许许多多孩子的家长并没有理解食育，更别提充分掌握食育的方法。无论是食物的营养搭配、餐桌上的习惯礼仪，还是食物背后的文化，我们要学习的还有许多许多。

◎ 中国特色食育缺乏

有次我应邀去给早教中心做营养培训，本来只是给家长上课，结果和负责人聊了一会儿后，她希望我能给孩子们开个西餐小课堂，带他们了解西餐礼仪。当时我就想，为什么孩子们要学西餐礼仪而不是中餐礼仪呢？

直到现在，除了在传统节日带着孩子做节日必吃的美食，几乎就再没有什么突出中国特色的食育课程了。这又何尝不是一种悲哀呢？和法国并称世界美食之国的中国，其实有太多饮食文化的宝藏值得我们挖掘！

1.5.2 从《舌尖上的中国》到李子柒

2017年，一部关于中国美食的纪录片《舌尖上的中国》在朋友圈爆火，同时带动了一大批传统美食的销量。黄馍馍作为西北代表性美食，火遍了大江南北，直到现在，它还是我们家男女老少最喜欢的主食之一。

而外国网友在社交媒体上表达的"实名羡慕"更是让我们民族自信心爆棚，第一次感受到"中华饮食文化博大精深"这句话的内涵。

◎ 中华饮食文化复兴

带俩娃看最近很红的李子柒视频，在如画的风景里，李子柒摘黄瓜、种豆角，将一道道美食从田间带到盘中的过程完美呈现出来，充满了生活气息，让人赏心悦目。靠着这份田园风和中国美食的独特魅力，这位姑娘火遍网络，让中国美食又一次被世界看见。

记得小时候，总觉得"金拱门"之类的洋快餐很高级，孩子只有过生日或同学聚会，父母才带着去吃一次。但随着民族饮食文化的复兴，越来越多的中餐馆也变得"高级"和"讨喜"起来，孩子不再那么喜欢吃洋快餐。

有个周末，我提议去"金拱门"吃饭，俩孩子摇头拒绝，大宝还特意加了一句："妈妈，我觉得那些饭没家里做得好吃！"

◎ 姥姥的"古董"食谱

如果说中式食育要找到一个抓手，我觉得最合适的应该是"故乡的美食"。中国那么大，不同地区的人饮食各有偏好。北方人热爱面食，南方人擅长做精致的小菜，西部人习惯吃羊肉，东部沿海的居民喜欢吃海鲜。自从给孩子添加辅食后，他吃的每一顿饭，都能找到故乡口味的线索。

孩子姥姥有一本"古董"食谱，是她根据太姥姥的口述，一个字、一个字写下来的。食谱有些页已经泛黄发脆，字迹模糊，翻动时得小心点，一不小心怕纸碎了。上面有30道祖传美食，都是用当地食材制作而成的。虽说大部分都是家常菜，但这本食谱却成了我们家族传承的一部分。

孩子姥姥平时做的饭菜有很多就来自这本食谱，算是彻彻底底的"乡土美食"。对于大宝和二宝来说，这是姥姥家的味道。每次回乡，我都会带着孩子去乡村集市买那些食谱里有但不常见的食材，回家一起做出来品尝。

1.5.3　中式食育智慧

食育的首要目的是要让孩子学会"吃"，对这件事，中国人有着和其他民族不同的理解。我们的祖先很早就发现了，不同季节有不同物候，而在相应的季节食用相应的食物，不仅仅是口味的需求，更是为了滋养身体。

朋友送了我一本手账，其中包含很多精美的插画，每个节气都有相应的活动和应季食物提示。二宝学会走路后，经常到我的书柜上翻出这本手账当绘本看，他还认识了不少有趣的蔬菜呢！

技术的进步给生活带来了巨大的便利，随着冰箱的普及和大棚在种植中的应用，我们在任何时候都能享受到四季的美食。即便这样，中国饮食文化依然告诉人们，要对大自然的规律保持敬畏，按照时令安排饮食，对身体来说是最好的。这种饮食智慧，如果不传递给下一代，岂不可惜？其实，传统节日的饮食也是一种择时而食。

1.5.4　食育如何嫁接中国文化

如果说"食药同源，按节气择时而食"是中式食育的基础，那通过"吃"带领孩子领略中国文化的精彩，就是中式食育更高的追求了。现在都在讲"大语文"教育，提倡用阅读和旅行的方式拓展孩子的认知，开阔孩子的眼界。在小小的餐桌上，也有大大的神州哦！

◉ 从食物到诗词

有一次，我在一间粥棚吃完饭，无聊时到处打望，看到墙上写了一首诗："世人个个学长年，不悟长年在目前。我得宛丘平易法，只将食粥致神仙。"诗后面赫然写了"陆游"二字。没错，就是那个"家祭无忘告乃翁"的陆游。本来被标签化的爱国诗人陆游，因为这样一首关于粥的诗，在我的脑海里瞬间生动了起来。

很多家长认为，给孩子做国学启蒙，就是拿古诗词让孩子背或者读成语故事。有教育专家指出这种"背诗"方式并不妥：若孩子不能理解诗的内容，单凭死记硬背记住的那些诗句并没有办法被活学活用，孩子长大后甚至会把小时候背过的诗词忘记。

换一种思路，将古诗词和孩子口中的美食联结起来，就是另外一番天地了。大宝学会的古诗词几乎都和"吃"有关，其中肯定少不了文坛"吃货"东坡居士的作品。

去年夏天，对着从广州空运来的荔枝，我即兴教了大宝两句诗："日啖荔枝三百颗，不辞常做岭南人"。想不到今年夏天再吃荔枝时，他居然还能背出来。可见，用食育的方法，能让传统文化变得更生动，更容易被孩子接受。

翻开厚厚的《全唐诗》，不难发现其中有很多"食育素材"："蒌蒿满地芦芽短，正是河豚欲上时""江上往来人，但爱鲈鱼美""故人具鸡黍，邀我至田家"……这样一边品尝美食，一边学习唐诗，难道不是更适合孩子的国学启蒙方式吗？

⊙ 跟着蔬菜去旅行

中国地大物博，每个地方都有当地独特的饮食文化和食材。随着现代物流的发达，即便足不出户，人们也能吃到各地美食。稍加留心，父母完全可以让食物充当导游，带着孩子做"舌尖上的旅行"。

大宝对南方最初的印象就来自"白白胖胖的莲藕"。我做了排骨莲藕汤，老公就为孩子讲他在纪录片里看到的内容："藕生长在南方的湖泊里，深埋淤泥之下，采藕工人穿着特制的衣服，脚穿高高的靴子，在泥里不停摸索，才能找到莲藕。"后来我们去苏州旅行，大宝见到水塘就问："有藕吗？"

在孩子学习地理知识时，单是记忆省份的形状、风土人情未免过于抽象。如果不去当地旅行，很难有效记住这些知识。但我发现了一种更省时省力的方法。饭桌上、厨房里也能拓宽孩子的眼界，媒介就是各味美食：云南的蘑菇、东北的大豆和玉米、西藏的青稞、桂林的米粉……它们带着当地的故事和风土人情，在餐桌上与孩子相遇。现在5岁的大宝已经能说出绝大部分中国省份和当地的美食了，你说，是不是很神奇呢？

⊙ 传统节日吃什么

说到中式食育，一定绕不开大大小小的传统节日。之前我公司的外籍同事，一听说过节，先想到的并不是放假，而是问："这个节日中国人吃什么？"看来，中国人"过节先祭胃"已经成了特色标签。

中国人并非只爱吃，而是将文化和仪式融入了吃。让孩子了解各种节日该吃什么美食、怎么吃，并参与制作，也是中式食育应有之义。为了准备食育讲座，我将中国各种传统节日对应的美食全都列了出来。我发现，老祖宗似乎已经把"带着孩子做美食，以便传承文化"这个要点融入了节日美食的设计，几乎每一种美食都很适合带娃一起动手。下面我会挑几个跟大家分享。

（1）春节：饺子。小一点的孩子可以帮忙将面团压扁，方便爸爸妈妈擀皮；五六岁的宝宝，可以给他一个小擀面杖，练习擀皮。全家人一起配合，其乐融融，才是过春节、享团圆的最好注脚！

（2）元宵节：汤圆。如今大部分家庭，即便是过元宵节，也会直接购买速冻汤圆。但其实，汤圆的制作并不复杂，孩子也容易上手。从超市买来糯米粉和豆沙，加水揉成面团；让孩子将面团搓成小圆球，再包入豆沙；最后放在干净的收纳盒里，粘糯米粉摇匀（我家的每个小孩都超爱摇汤圆的过程）。

（3）中秋节：月饼。认识的很多妈妈都会在带娃之余尝试烘焙，一般都做些吐司、杯子蛋糕等。其实，月饼也算是一种"烘焙食品"，带着孩子一起做，既能控制糖的使用量，又能锻炼孩子的动手能力，一举两得。

有句颇为流行的话说："抓住一个人的胃，就抓住了一个人的心。"美食的魅力就是这么神奇，对于小孩子而言，家国情怀可能太过玄妙，但乡土的亲切、文化的浸润不就在这一粥一饭之中吗？

充满艺术感的环球美食

主食： 五色米饭 　　　　　**配菜：** 咖喱豆腐鸡肉

汤： 双菇奶油汤 　　　　　**甜点：** 菠萝牛奶冻

　　这套食谱使用了五颜六色的食材，并且融入了世界各国的烹饪方式；更重要的是，每一道菜都适合孩子参与制作。

五色米饭

　　在宁波，每到立夏，人们总会用赤豆、黄豆、黑豆、青豆和绿豆五种颜色的豆子，混合米饭煮成"五色饭"，寓意五谷丰登。但豆子对孩子来说难咀嚼，营养又单一，因此我做了一点改良。

食材： 豌豆、笋、干香菇、咸肉、大米和糯米。

备料： 豌豆剥好，干香菇泡发切成丁，大米和糯米按1∶1比例淘好、浸泡，咸肉、笋切丁。

制作：

1.冷锅热油放入咸肉炒出香味；

2.放入笋、豌豆、香菇煸炒几下；

3.炒好的辅料先倒入电饭锅，再放入米和适量水；

4.加盐调味，搅拌均匀，盖盖儿焖熟即可。

咖喱豆腐鸡肉

说到咖喱，很多人会想到印度，其实日本家庭也会常吃改良过的咖喱。这道菜用的就是改良过的咖喱，充满异域风情。

食材：胡萝卜、西蓝花、洋葱、豆腐、鸡腿肉、咖喱块。

备料：咖喱块用开水泡开，放入鸡腿肉腌制，把西蓝花和胡萝卜烫熟，切成小块，洋葱切碎，豆腐切块。

制作：

1. 将腌好的鸡腿肉切小块，放入锅中煎至全熟，盛出备用；

2. 锅中放油，把洋葱炒软，加入胡萝卜、西蓝花和豆腐炒熟。

3. 倒入煎熟的鸡块，搅拌翻炒几下即可。

双菇奶油汤

这款汤是一道比较经典的法国美食，浓郁丝滑的口感很受宝宝喜欢，而且制作方法也非常简单。

食材：蟹味菇、口蘑、高汤（可以用浓汤宝）、淡奶油、黄油、洋葱、欧芹、黑胡椒、盐。

备料：口蘑洗净、控水、切成片，洋葱切碎，欧芹切碎。

制作：

1. 找一口比较深的锅，放入黄油小火熔化，加洋葱炒软；

2. 倒入两种蘑菇，炒软；

3. 加入高汤和淡奶油，大火煮开（约10分钟）；

4. 将一半的汤盛入料理机打碎，然后倒回锅里；

5.加入欧芹、黑胡椒、盐调味。

菠萝牛奶冻

食材：菠萝、牛奶、糖、盐、吉利丁片。

备料：菠萝切成小块，吉利丁片在凉水中泡5分钟后取出挤干。

制作：

1.牛奶加热至60℃左右，加入糖搅拌；

2.在牛奶中放入菠萝、吉利丁片，搅拌均匀，倒入模具中；

3.冷藏15分钟后取出。

02
Chapter
第2章

随时开始食育之旅——
真正的食育应该回归家庭

母乳喂养是全天下最幸福的事情，但是当宝宝长到一定月龄时，就要开始尝试辅食了。在此之前，他们能尝到的食物只有液态母乳，而从第一口辅食开始，到吃遍天下美味，孩子的味蕾和大脑要经历大爆炸式的发展，下面我们就一起看看，如何用食育开启宝宝的辅食之旅。

2.1 孩子的第一口饭，该怎么吃

世界卫生组织建议在宝宝出生后的前6个月，尽量做到纯母乳喂养；之后以母乳喂养为主，适当补充额外的食物。

有的妈妈在私信中问："孩子开始添加辅食了，但不怎么好好吃。如果不断奶是不是就不用逼宝宝吃辅食了？"从宝宝6个月起，母乳中的一部分营养物质就开始满足不了孩子的生长需求了，这时无论是否断奶，孩子都需要及时补充额外的食物来获得营养。

况且，添加辅食是孩子和食物的第一次亲密接触，也是开启食育的第一步。现在我们就来聊聊，爸爸妈妈该如何介绍食物给宝宝呢？

本节你将了解如下内容：

❶ 何时能添加辅食
❷ 添加辅食的正确方法
❸ 训练孩子自主进食的开始
❹ 孩子偏食的原因及解决办法
❺ 营造家庭用餐的仪式感

2.1.1　何时能添加辅食

虽然一般建议在宝宝6个月的时候开始添加辅食，但孩子们有个体差异，什么时候能添加辅食，要根据每个宝宝的状态来决定。

如果宝宝已经能够独坐，并且在成人进餐时表现出感兴趣的样子，就可以添加辅食了。

根据世界卫生组织的建议，宝宝和食物的第一次亲密接触，最早不得早于4个月，最晚不得晚于8个月。

⬤ 不能早于4个月

宝宝月龄不满4个月，肠胃功能发育不完全，若选择此时添加辅食，会给他们的肠胃造成负担，带来消化不良、腹泻等问题。除此之外，还有一个重要的影响：如果辅食太好吃，宝宝吃太多，则会影响母乳（或奶粉）的摄入量。

然而，此时婴儿所需的大多数营养依然来源于母乳（或奶粉）。过早添加辅食，对宝宝的生长发育其实是不利的。因为这个阶段的宝宝，母乳（或奶粉）才是他的主食。

⬤ 不能晚于8个月

一些传统观念认为，母乳（或奶粉）作为主食的时间越长越好。比如在一部电视剧中，女主角产后要上班，拜托公公婆婆照顾大宝和二宝；二宝刚满6个月，正是需要添加辅食的时候，但婆婆主张继续母乳喂养；当女主角表示，这个阶段的婴儿需要通过辅食来获取更多的营养时，婆婆却误会她是为了尽早给孩子断奶，才如此着急地添加辅食。

现实生活中有一部分妈妈觉得自己的母乳很充足，没必要着急添加辅食。其实，添加辅食除了具有营养上的意义，更是孩子身心发展的要求。儿童成长会经历各种敏感期，其中，味觉敏感期是从添加辅食开始的。在本该获得额外营养和味觉刺激的阶段，却没有得到这些，宝宝会失去对食物的兴趣。

除此之外，辅食添加得太晚，还可能错过发展宝宝吞咽能力的关键期。若晚于8个月添加辅食，宝宝每天仍以喝奶为主，自然无法锻炼咀嚼能力和吞咽能力，极易引起孩子牙齿发育不健全。

总之，在合适的时间，给孩子添加第一口辅食，对食育和儿童自身发展都是很重要的。

◉ 孩子可以添加辅食的时机

（1）最合适的辅食添加时间是宝宝月龄达到6个月，不得早于4个月、晚于8个月。

（2）宝宝可以坐立时。宝宝要吃饭，自然要能够坐起来才行。这样既能使宝宝养成正确的吃饭姿势，而且对其吞咽及肠胃消化也有好处。

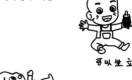

可以坐立

月龄达到6个月以上

24小时摄取1000毫升以上的奶

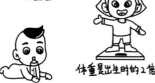

体重是出生时的2倍

辅食添加的时机

（3）宝宝在24小时之内需要摄取1000毫升以上的奶时。孩子对奶量的需求增加，说明他的身体正在快速发育，单纯摄取母乳（或奶粉）已无法满足其生长发育的需要。当宝宝一天已经能喝1000毫升以上的奶的时候，妈妈就得注意，可能需要给宝宝添加辅食了。

（4）宝宝体重达到出生时的2倍时。这是最直观的判断依据，但一般来说，在开始添加辅食的时候，宝宝的体重往往已经超过出生时体重的两倍了。比如，我家大宝出生时的体重为3.5公斤，6个月添加辅食的时候他已经有8公斤多了（根据自家孩子的各项指标来综合判断）。

2.1.2　添加辅食的正确方法

最初给宝宝添加辅食，他们的表现通常是惊喜和渴望的。当你把一勺米粉放进宝宝嘴巴里，看到他的小嘴砸吧砸吧的样子，是不是特别可爱？

引导孩子开始吃辅食，保证孩子吃进嘴巴里的第一口食物是安全健康的，是符合他的生长发育需求的，这是为人父母的最大职责所在。

你需要做的就是抓住孩子的这个兴趣阶段并把它延续下去，让孩子逐渐养成好好吃饭的习惯。这个说起来容易，却是"正式考验"妈妈的开始。

很多人在成为妈妈之前根本不会做饭，但从为宝宝做辅食开始，却一路"打怪升级"，成了"大厨"。就像我看过的一句话：谁当初还不是个小公主，十指不沾阳春水，如今却能做得了满汉全席。

这一切都是为了孩子而做出的改变。孩子的营养摄取是否足够、添加辅食的顺序是否正确、孩子未来是否偏食或挑食，都取决于妈妈决定下厨房的那个时刻。

◉ 注意辅食的添加时间

世界卫生组织建议：宝宝4～6个月时，体内铁已经不能满足他的每日需求，又无法从母乳中获得补充，此时需要添加铁强化的辅食。

在6月龄前，大宝每天喝奶的频率基本是2小时1次，睡觉也很规律。开始添加辅食后，我通常会在早上10点和下午4点这两个时间段，把喂奶改成添加辅食。

除此之外，妈妈还需要注意，每给孩子新增添一种食材，要间隔一周，观察孩子是否对其过敏。比如第一次给孩子吃苹果，先至少吃一周。在此期间，观察孩子是否有过敏的反应（比如腹泻、起疹子、瘙痒等）。如果发生过敏，就要及时停止喂食该种食物，等孩子的过敏反应消失之后，再添加另一种辅食。

◉ 注意辅食的添加顺序

我曾在咨询过程中遇到这样的状况，有个1岁半的宝宝

Tips：

宝宝对一种辅食过敏，并不代表终身都会对这种食物过敏。妈妈可以等他长大一点，再做尝试。

平时吃饭挑食严重，还经常积食，也因此影响了他的免疫力，一入秋冬就小病不断。

他妈妈找我做健康咨询。我询问之后才知道，原来宝宝七八个月时就开始吃"大人饭"（牛肉末、味道重的菜汤等），从而影响了他的味蕾和消化系统。

我告诉她："孩子吃饭时出现的种种问题，都能在辅食添加阶段找到原因。"注重辅食添加顺序，对孩子健康的影响非常大。

添加辅食，一般要遵循由稀到稠、由细到粗、由单一到混合、由少量到多量的原则。通过这样精细的辅食添加过程，家长能清晰地知道孩子是否对某种食物过敏，并且观察出他对食物的欲望和喜好。

（1）由稀到稠。刚添加辅食时，宝宝才开始长牙，因此需要先从流质食物开始添加，然后到半流质，最后到固体食物。

（2）由细到粗。辅食质地一开始要做得细腻，帮助宝宝练习吞咽能力，为以后过渡到固体食物打下基础。

（3）由单一到混合。根据宝宝的营养需求和消化能力，遵照循序渐进的原则进行添加。一种辅食需要经过 5 ~ 10 天的适应期，这个阶段注意观察宝宝的消化状况、是否有过敏反应等。如果一切正常，再添加下一种食物……慢慢过渡到同时添加多种食物。

（4）由少量到多量。初添辅食，一天只吃一次，时间在两顿奶之间，量不要大。

还有一点特别要注意：吃泥状食物不宜时间过长。如果时间太长，可能错过宝宝发展咀嚼能力的关键期，导致其产生咀嚼障碍。

一般在10个月左右，就可以给宝宝初步尝试固体食物了。

2.1.3 训练孩子自主进食的开始

添加辅食，也是训练孩子自主进食的开始。一些父母常常会忽视对孩子自主进食的培养，即便他已经可以自己把食物放在嘴里，妈妈也不给孩子机会：要么觉得孩子刚刚开始吃饭，能吃几口是几口；要么担心孩子把辅食弄得到处都是，与其过后收拾，不如赶紧喂完了事。就像前文提到的那样，吃辅食对宝宝来说，是一件新鲜有趣的事情。父母所要做的，就是抓住这个兴趣阶段，给孩子充分接触食物的机会。

◎ 不要怕脏

我的相册里一直保存着二宝9个月大时吃辅食的一张照片：他正在聚精会神地吃南瓜块，脸上、手上、身上弄得到处都是；和"灾难现场"形成鲜明对比的是他陶醉的表情。

宝宝进入辅食阶段，对妈妈而言，最辛苦的恐怕并不是制作辅食，而是收拾"餐后现场"。有位朋友对我说："每次自己辛苦在厨房做半天，孩子吃到嘴里的只有那么一点，还会把手上、脸上、桌子上抹得到处都是，辛苦做饭不说，还要收拾卫生。如果心情好，尚且能和风细雨地告诉宝宝'不可以这样哦'，可遇到心情糟糕的时候，简直想把他扔进垃圾桶！"

很多家长因为怕脏，会选择最为直接的方式——喂。在宝宝认知能力快速发展的阶段，如果每餐都被家长喂，他会形成一种认识：饭是被喂着吃的，不是自己吃的。因此，家长怕脏的心理可能会间接影响孩子未来的饮食行为。

在孩子学习吃饭的阶段，不弄脏是不可能的。无论是准备的泥状食物也好，还是之后的固体食物也罢，想让孩子熟练地使用餐具将其完美地送入嘴巴，是需要经过大量练习的。经历过"脏"，才会迎来"干净"的时刻。

◉ 准备合适的餐具及宝宝椅

除了带来新奇的味道，辅食还让宝宝觉得好玩。这在很大程度上是因为各种各样的餐具。大宝在最初添加辅食的时候，就特别喜欢一把蓝色的软硅胶勺子，走哪带哪。他也是用这把勺子，把第一口饭成功送入嘴巴的。

> **💡 Tips：**
>
> 给孩子准备颜色鲜艳、不会摔碎的餐具。这对宝宝而言，一是带来感官刺激，二是有助于他体验新鲜事物。

餐具除了有孩子专用的碗、筷、勺子，还有宝宝椅。想要培养孩子独立的用餐意识，并且规范用餐习惯，合适的宝宝椅是必不可少的。在小宝宝看来，坐在宝宝椅上，就是准备进餐的标志。

> **💡 Tips：**
>
> 很多妈妈会让宝宝坐在宝宝椅上看动画片或者玩玩具。这里我建议，把吃饭和玩耍的场景分开，使用两种不同的宝宝椅，或变换环境，这对宝宝建立良好的用餐习惯有好处。

2.1.4　孩子偏食的原因及解决办法

其实在添加第一口辅食的时候，如果真的已经准备好，几乎所有的宝宝都会带着兴奋的心情吃下去。因为在长达6个月的时间里，他们只喝过奶，当嘴巴里被放入其他形状或口感的食物时，孩子是新奇的，是乐于尝试的。但为什么辅食吃着吃着，宝宝就开始有了自己的个人喜好，甚至排斥某种食物呢?

（1）口味出现了对比。

最初添加辅食时，制作方法通常是比较简单的，比如水果泥、米粉、肉泥、蒸蛋黄等。但随着宝宝越来越大，宝宝餐就得用更复杂的烹饪方式来制作了。火候的掌握、配料的选用等都会影响食物的口感。比如同样是胡萝卜，我做的二宝就不喜欢吃，而姥姥做的他能吃一盘。

一旦有了这种对比，孩子就会知道："噢，原来这个食物并非只是这一种味道，它还可以更好吃!"想让孩子喜欢上吃饭，就得增进自己的厨艺，来满足他的味蕾。

（2）辅食内容重复，宝宝吃腻了。

宝宝总吃同一种食物会觉得很烦。食物的多样化，有时候未必是体现在食材的变化上，烹饪手法的创新也会带来新鲜体验。

比如，同样是吃面条，用火龙果汁和面，用胡萝卜汁和面，用菠菜汁和面，会给孩子呈现出不同颜色的感官体验，还能增加孩子对食物的兴趣；在面的形状上，除了面条，还可以做成猫耳朵、蝴蝶面、菱形面等，样式多样化，孩子说不定很喜欢呢!

（3）出现口味偏好很正常。

当发现孩子偏食的时候，最好不要去责骂孩子，而是要找到孩子偏食的原因，有针对性地解决。我闺蜜家的宝宝虽然不爱吃蔬菜，但是饺子却吃得很好。为了孩子营养均衡，没必要强求宝宝非得吃炒好的苘子白，可以把它调成饺子馅。有的家长控制欲比较强，一旦发现孩子偏食，就变得很着急，一定要让孩子吃下本来不愿意吃的东西。这么做的结果只能是物极必反，孩子越来越讨厌吃蔬菜。

2.1.5 营造家庭用餐的仪式感

以上的内容都是想告诉家长：不要等到宝宝将挑食、厌食固化成行为模式，无论怎样也不好好吃饭的时候，才想起来要解决"吃饭"问题。在辅食添加阶段，同样容易被固化的，还有吃饭方式，这也是家庭食育的重要课题。

在孩子成长过程中，仪式感能帮他建立起内心的秩序。比如睡前仪式，能让孩子将身心调整到睡觉的最佳状态。用餐仪式也一样，不仅能让孩子好好吃饭，更能滋养其心灵。一个有温度的孩子，一定生活在一个有温度的家庭里。家庭温度是什么呢? 就是家里的烟火气息，就是妈妈做饭的味道。

从刚刚添加辅食，宝宝上桌吃饭起，就要刻意为他营造仪式感。比如，可以让宝宝提前坐在桌子前，围观爸爸妈妈摆餐具的过程；在端上饭菜的时候说一句"吃饭啦"；吃完饭后让宝宝多停留一会儿，熟悉完整的就餐流程。

每逢佳节，中国人都会吃节日食品，比如，中秋节吃月饼，端午节吃粽子，过年必吃饺子（南北方的饮食文化存在差异）。无论什么日子，家里热热闹闹地操办着一桌子吃食，厨房里有妈妈和奶奶做饭的身影，餐厅里有爸爸收拾的忙碌样……这都是一个大家庭的用餐仪式感。

"嘘，你看食物正在悄悄长大"—— 认识食物是孩子学习食育的第一堂课

"宝贝，今天咱们吃蘑菇肉片。"邻居多多妈妈兴高采烈地叫孩子吃饭，要知道，今天这道看起来很简单的菜，是她和一位厨师刚学的。多多坐好准备吃饭，看到盘子里的菜，皱了皱眉头，把肉片挑着吃了几口，就不吃了。本来满心欢喜等待好评的多多妈妈瞬间不开心了。学了一下午，精心制作的菜肴，孩子这么不给面子？

看到这一切的多多爸爸手里拿着一簇蘑菇，走出来问："宝贝，你看这是什么？"多多瞬间来了精神，拿着蘑菇研究起来，爸爸趁机说："你看妈妈做的这个菜，食材用的就是你手里拿的蘑菇，你想不想尝一下它做好后的味道呢？"

"好啊，我尝一尝。"多多吃了一口又盛了一勺，不大会儿工夫，居然把一盘蘑菇都吃完了，还追着爸爸问蘑菇是怎么长出来的。

多多妈妈非常感谢老公的解围，多多爸爸说："孩子不愿意尝试新鲜事物，我们可以想一些办法来解决。也许她并不是不喜欢吃，只是不知道它是什么。或许下次我们可以带着她一起种蘑菇。"

多多爸爸的做法堪称典范。孩子不好好吃饭或挑食，家长第一反应大多是生气或者催促他赶紧吃。但多多爸爸用了一种很巧妙的方法，让孩子看到食物原来的样子，在餐桌上现场解决了吃饭问题。

本节你将了解如下内容：

① 孩子为什么不好好吃饭
② 带孩子初识食物的方法
③ 带孩子一起种菜

2.2.1　孩子为什么不好好吃饭

孩子不好好吃饭，是让家长最头疼的一件事情。我们认为，孩子在长身体，偏食、挑食，甚至厌食，会影响孩子对营养物质的吸收。但孩子也不会让自己一直饿着，他们总能找一些别的东西来吃。于是，到了吃饭的时间，只能吃下一点。下次用餐时间还没到，他们又会觉得饿。心软的父母担心把孩子饿坏了，会给他们一些小零食来充饥。孩子有了饱腹感，也体会到了零食的味道，久而久之，他们就更不好好吃饭了，而是等着"加餐"。

有家长说："我家孩子的吃饭习惯太不好，特别爱吃零食，可怎么办呢？"每次看到这样的提问，我都会让父母认真想想，孩子喜欢吃零食的原因，以及是从什么时候开始有吃零食的习惯的。基本上每次都会有人这么回复："其实我娃以前吃饭特别好，从添加辅食开始，就是自己吃饭呢！"那接下来的问题就是：既然之前吃饭好，为什么后来就不好了呢？

用这种剥洋葱式的提问法，可以一层一层地找到孩子不好好吃饭的原因，最后基本上会得到两种结果：一是为了让孩子多吃一些，家长开始喂饭；二是不知道为什么，孩子开始排斥某种食物。

◉ 喂饭影响孩子自主性

喂饭有时候是因为孩子磨蹭，眼看着热乎乎的饭菜要凉了，长辈担心孩子吃凉饭肚子痛，所以忍不住开始喂饭；有时候是因为不相信孩子吃饱了，每当孩子表示自己吃饱了的时候，总会有人站出来说："才吃这么一点，不可能吃饱了，来，再吃一口。"

对于绝大部分孩子而言，张嘴是本能，只要家长喂，孩子即便觉得已经很饱了，但还是会张开嘴。而只要一张嘴吃，家长就会认为自己关于"孩子肯定没吃饱"的判断是正确的。所以就一直喂，直到把碗里的饭菜都喂完才罢休。

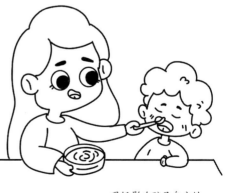

喂饭影响孩子自主性

一日三餐都重复这样的行为，孩子也会对自己产生怀疑，"我真的吃饱了吗？"时间一长，孩子随便吃几口就不再吃了，认为反正等下会有人喂我。这种被动吃饭的结果，显然是家长的主动行为导致的。也就是说，本来孩子能很好地自己吃饭，可能只是有点慢，有时候吃的有点少，可一旦开始喂饭，这个良性循环就被硬生生地打破了。

发现孩子吃饭慢或者磨蹭，爸爸妈妈首先应该找到这种行为背后的原因。是因为饭菜不合口味？还是因为吃饭时注意力不集中？或者因为身体不舒服？而非直接上手，干预孩子的自主吃饭行为。

◉ 不明原因排斥某种食物

本来喜欢吃的食物突然不喜欢了，这在成人的世界里也很常见。当孩子出现这种问题时，家长需要考虑一下，是什么原因造成的。是因为不饿？饭菜不合胃口？还是对某种食物过敏？来看一个孩子不吃蔬菜的例子。

豆包讨厌吃蔬菜，在幼儿园老师发到家长群里的午餐照片上，豆包的餐盘整整齐齐地放着一些青菜，而其他食物都被吃得很干净。豆包妈妈表示自己也很无奈，说孩子从1岁左右开始，一口蔬菜都不吃，如果非逼着他吃，感觉他好像要呕吐出来，看着孩子也很难受，索性就顺其自然了。

豆包妈妈回忆说，孩子6个月刚开始添加辅食的时候，一些蔬菜泥吃得挺好的。但到豆包10个月大时，妈妈开始上班，将豆包全权交给老人照料，而忽略了孩子每天的饮食。豆包虽然不吃蔬菜，但胃口一直很好，也不怎么生病。爷爷奶奶自然而然就忽视了吃菜的事情。

直到看到幼儿园老师每次发来的照片上那显眼的剩青菜，全家人才意识到，豆包已经严重偏食了。可无论怎么讲道理，怎么"威逼利诱"，豆包就是不吃菜，妈妈只能带他做儿童健康咨询。

我建议豆包妈妈先找到孩子不吃菜的原因，越早越好，因为孩子年龄越大，纠正饮食偏好的困难就越大。豆包妈妈尝试着了解孩子不吃菜的原因，她把绿色蔬菜用不同做法烹饪出来给孩子吃。豆包妈妈发现，如果水煮，或者清炒，孩子就不吃，但放在大烩菜里，或者做成包子、饺子馅，豆包就吃得很好。她这才明白，原来豆包突然不吃菜，是因为爷爷奶奶吃得清淡。他们做饭时，水煮和白灼的做法要多一些，慢慢地，豆包开始讨厌没有味道的蔬菜，再之后索性啥菜都不吃了。

就像我们之前提到的，孩子最初只要不是因为过敏而排斥，那他对每一种食物都是充满兴趣的。如果突然开始不喜欢吃某一种食物，那一定是某个环节上出现了问题，需要找到原因，对症解决。在所有的解决办法中，首先做的是让孩子对吃饭这件事感兴趣，知道为什么大家必须吃各种各样的食物。

2.2.2　带孩子初识食物的方法

带孩子认识食物，是让他好好吃饭的第一步。宝宝对食物的认知，仅限于摆在餐桌上已经被做成美味的饭菜。比如，宝宝虽然经常吃茄子，却只知道它被烹饪过的样子，并不知道茄子原来长什么样。因此，带宝宝认识大自然中的食物，是非常有必要的。

◉ 借助食物卡纸认知

孩子小的时候，家里都会有一些认字卡、认图卡。使用这种方法认识食物是第一步，家长用手指着图片，大声读出来食物的名称。在孩子的语言敏感期，这种做法不但能让宝宝认识食物，还能学会发音呢！

◉ 触摸真实的食物

在指读的同时，妈妈可以把书上对应的真实食物拿来给孩子看，让他自己探索、触摸和感知。记得大宝第一次触碰香蕉，是他8个月左右的时候，我当时忙着做辅食，就随手拿了一根香蕉给他玩。大宝看着桌子上的香蕉，用小手碰了碰，然后拿起来抱在怀里，突然开始大笑，不知道是香蕉光滑的外皮刺激到了他的触觉，还是因为抱着香蕉的感觉很奇妙。家长可以把清洗干净的各种蔬菜、水果拿给孩子触摸，让他感受白菜、萝卜、土豆、番茄、黄瓜、苹果等不同的触感，进而认识形状、颜色等。

记得二宝有次问我："妈妈，番茄是哪里来的？"

"地里长出来的。"我回答。

"地里？那是它的家吗？"二宝睁大眼睛认真地问。

"是的，它们住在那里。"我顺着他的话说。

我突然意识到，既然孩子开始对食物从哪里来感兴趣，或许应该带他去看看食物生长的地方，甚至让他亲手种植蔬菜。

2.2.3　带孩子一起种菜

我们生活的城市寸土寸金，大面积地种植蔬菜简直不可能。但依然有很多园艺爱好者在阳台上开辟出自己的小菜园，用花盆或者塑料泡沫箱种菜。

回爷爷奶奶家，我会带孩子去看菜园里种的辣椒、黄瓜和豆角。孩子们会在那些植物周围观察很久，看看与上次看到的有什么变化。我们每次都会给它们拍一张照片，排列在一起，就是一幅完整的"植物生长图"。我还发现，孩子们开始更加珍惜食物了。

后来，在奶奶的建议下，我索性买来了土豆，带着孩子在家种土豆。一是为了满足他们的好奇心，二是给孩子创造一个感受田园的氛围，让他们增加对食物生长过程的了解。

◉ 选种子

一些食材的子就可以作为种子，比如辣椒子、南瓜子等，可以直接把子种起来。我种的土豆本身就是种子，把土豆块直接埋在土里就可以了。

也可以去市场买一些种子，现在很多种子经过杂交和选择后，种出来的果实大小适中，适合家庭种植。比如，小番茄、彩色辣椒、水果黄瓜，等等，既是观赏植物，也可以拿来做沙拉。

◉ 根据季节，选择生长期不同的种类

冬季：选择生长期短的种类。比如，芽苗菜的生长期是一周，小白菜是20天，生菜是35天左右，莜麦菜大概40天左右。

春秋季：选择生长期较长的种类，比如爬蔓类植物，像南瓜、丝瓜等。把它们种在稍微大一点的花盆里，让藤蔓顺着阳台窗户向上生长。隔一段时间让孩子观察一下，对他们来说，这些都是非常神奇的体验。

◉ 肥料和生长环境的选择

种菜就需要施肥，在家里种植也一样。出于环保和方便的考虑，我们家会把淘米水、喝剩的豆浆和啤酒等收集起来当作肥料。

种菜要选择阳光充足的环境，有利于植物进行光合作用。

在种植的过程中，每一个阶段都可以让孩子参与进来。让他们选花盆、放土、选种子、浇水施肥……进而慢慢了解四季，慢慢熟悉植物的生长周期，慢慢等待植物长大结果，慢慢明白什么是废物利用（做肥料），慢慢领悟什么是节约精神。

观察植物生长的全过程，让孩子知道餐桌上的食物是从哪里来的，怎么长大的，是家庭食育的重要环节。白灼生菜，孩子也许不喜欢吃，但如果是自己精心照顾了一个月的生菜，孩子会很有胃口的。有次我做寿司，里面用到的黄瓜、胡萝卜都是大宝自己摘来的，而且孩子们参与了做寿司的整个过程，结果是，平常吃一半、扔一半的寿司卷，那次他居然全部吃掉了。

2.3 藏在厨房里的小知识——食物是怎么来的

　　家长常常会觉得，厨房是很危险的地方。每次做饭，不是把孩子拒千里之外，就是关上厨房的门，生怕厨房里的尖锐的厨具、炒菜喷溅出的油点伤害到孩子。这样做的结果往往是，用心良苦做的饭菜，孩子却觉得和自己没什么关系，也体会不到父母的辛苦。

　　也许，你可以尝试让孩子走进厨房，带他们一起探索烹饪的秘密，让他们看看那些美味的佳肴到底是怎么来的。

　　本节你将了解如下内容：

> ❶ 粽子是怎么来的
> ❷ 饺子的那些事
> ❸ 带孩子了解豆腐"前世今生"

2.3.1　粽子是怎么来的

　　每年端午节，家里的长辈都会包粽子。从前期准备到蒸熟上桌，最少也需要一两天的时间。但孩子们每次吃粽子，都只挑里面的大枣或豆沙吃。奶奶感叹："辛苦包一天，最后被扔掉一大半！"

去年端午节，老公提议不要再辛苦包粽子了，从超市直接买成品粽子吃就行了。姥姥却表示不同意，认为不包粽子就不算过端午节。

有天我和老公带两个孩子在大街上遛弯，在路边有位阿姨摆着很小的摊位，上面写着"自家包的粽子"。

大宝看到后好奇地问我："妈妈，那是什么？"

"粽子啊！"我说。

"为什么和姥姥包的不一样？"大宝不依不饶。

"每个人包的都不一样，你包的可能会更漂亮哦！"

"我也要包，我也要包！"大宝说。

我趁机和小哥俩说："马上要过端午节了，今年你们帮姥姥包粽子吧。"孩子们睁着大眼睛问："怎么包呢？"

我和老公相视一笑，开始着手准备包粽子事宜，打算通过全家齐上阵的方式，给两个孩子普及一下端午节，也让孩子们深刻体验一下粽子被端上桌前，到底要经历怎样的千辛万苦。

◉ 采购材料

记得小时候和妈妈一起包粽子。妈妈用粽叶裹住糯米，放两个大红枣，然后用马莲或者绳子扎紧，一个粽子就包好了。看似简单，其实并没那么好操作。我包第一个粽子的时候信心满满，但扎好之后却发现，糯米流失殆尽，完全不是想象中粽子的模样。

如果第一次尝试就这么失败，我怕孩子们会气馁。所以，我打算从一开始比较简单的采买环节就让他们参与进来——采购粽叶、马莲、糯米、红枣、蜜枣和红豆等食材。

不同地区的粽子用的食材也不一样，这里以北方常见的大枣粽子举例说明。

（1）挑选糯米的原则：糯米可以细分为长糯米和圆糯米。

长糯米：又叫籼糯米，生长在南方，一年种植两三季。这种糯米细长，呈粉白色不透明状，黏性强，可做汤圆、元宵等软糯的食物。

圆糯米：又叫粳糯米，盛产于北方（主要是东北地区），一年只产一季。圆糯米形圆且短，呈白色不透明状，有甜味，黏度上稍逊于长糯米，常用于包粽子、做酒酿等。

（2）挑选粽叶的原则：选择原色粽叶，每片宽大舒展，触感柔软，闻起来有清新的粽叶香。

（3）挑选红枣的原则：选择大而甜的枣，这样可以增加粽子的香甜感；也可以直接选择蜜枣，加入花生一起包。

（4）挑选马莲绳的原则：在市场上买到的马莲绳一般都是干货，挑选长而结实的即可。最好选用马莲绳扎粽子，因为它能增加粽子的香气。

我和老公掌握了以上原则之后，就带孩子们去菜市场选购。他们表现出极大的热情和兴趣，在每个摊位上挑挑拣拣，拿起粽叶闻一闻、摸一摸，颇有章法的模样。

● 前期准备

采买完毕，我们回家马上就操办了起来。孩子们帮着淘洗糯米（糯米需要浸泡24小时），我和老公忙着蒸煮粽叶和马莲绳（粽叶和马莲绳需要经高温蒸煮后泡在水里），一派紧张忙碌的和谐画面。

第二天下午，我们就开始准备包粽子了。我请来了姥姥帮忙。姥姥一边自己熟练地包着粽子，一边指挥着小哥俩做些力所能及的事情。比如，往折好的粽叶里放红枣和糯米，给绑好的马莲绳扎紧口等。

包完粽子，孩子们累坏了，但依然满心欢喜地期待粽子出锅。当闻到阵阵粽香从厨房里飘出来的时候，他们更是迫不及待。等到热腾腾的粽子端上桌，虽然包得七扭八歪，不是很美观，但孩子们居然全部吃完了。

在孩子们意犹未尽的时候，我又给他们讲了关于端午节的来历和习俗。端午节除了要包粽子，还要赛龙舟、挂艾草等，以此来寄托人们对屈原的哀思。

参与制作一份具有节日仪式感的美食，除了能把一家人的情感联结在一起，还能让大家通过这份食物与古人心意相通。或许，在这个世界上，只有食物才能有这样穿越时空的力量吧。

2.3.2 饺子的那些事

如果问，在中国人的生活中，什么食物是最具有魔法的？我想一定是饺子了。过生日要吃蛋糕，也要吃饺子；过年各种大鱼大肉也无法阻挡饺子的"C位"；招待亲朋好友，当然还要包饺子。记得我小时候，家里只要一包饺子，就说明有"大事"发生。饺子在中国人心中的饮食地位举足轻重。

◉ 饺子是怎么来的

据说饺子是"中医圣人"张仲景为了治病而发明的。

东汉末期的南阳，接连发生瘟疫，三分之二的人因患疫症死亡，其中死于伤寒的高达70%。在寒冷的冬天，穷人食不果腹，饥寒交迫，耳朵都被冻僵了，还要外出劳作，生病后没钱看医生。张仲景看到后痛心疾首，他让徒弟们搭起帐篷，架起大锅，烧开水，将羊肉、辣椒和各种草药混合炖在一起制成馅，然后把小麦磨成面粉，和成面团，用一小撮面团包裹一勺馅，捏成耳朵的样子，称其为"娇儿"，意为"迷人的耳朵"。

就这样，张仲景和他的徒弟们从冬至包到新年前夜，一碗热汤加上两个娇儿，人们吃后全身暖洋洋的，病好了，冻伤的耳朵也渐渐好起来了。越来越多的人学会了娇儿的做法。

此后，人们为了记住张仲景的救命之恩，每年春节都会吃娇儿，逐渐演化成过年吃饺子的习俗。

饺子是代表仁慈的食物，

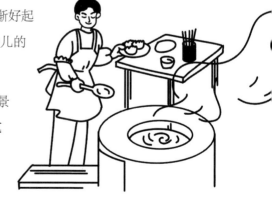

过年煮饺子

在北方，各种馅料的饺子已经当仁不让地成为美好团圆的象征和过节的"标配"食物。

⦿ 带孩子一起包饺子

一般而言，孩子对饺子的接受程度很高，而且吃饺子能一次性吃到主食、蔬菜、肉类，营养全面。群里有妈妈说，我家宝宝不吃蔬菜，但蔬菜做成饺子他就吃得很好。饺子做法相对比较简单，孩子能参与的环节很多，也不用担心油烟和刀具的危险。那么，孩子能自主完成的包饺子的环节有哪些呢？

（1）取面倒水。给孩子准备大小合适的盛水工具，每次倒一点水在里面，防止一下倒多了。

（2）和面环节。为孩子换上易清洗的衣服，让他用手尽情地感受面和水的融合，了解面粉是怎么变成面团的。

（3）切菜拌馅。把清洗蔬菜和撕碎蔬菜的环节留给孩子；准备肉馅的时候也可以让孩子用手摸一下，感受生肉馅的质感。现在大多数家庭，都是直接买现成的肉馅来用，想让孩子看没剁碎之前的肉，可以采买时带他去超市或者肉类专卖店。

（4）擀饺子皮。这个看似简单的环节，其实是最考验功力的：标准的饺子皮要四周薄、中间厚，并且尽量接近正圆。孩子可以帮父母把面剂子揉圆、压扁。

（5）包饺子。终于迎来了包的时刻，想要包好一个饺子，需要孩子手眼协调，并且具备较好的精细动作能力。别指望孩子能包成什么样子，只要捏紧就是好的。

一顿操作下来，孩子或许已经变成了一个"面人"，手上沾满了面粉和馅料，盘里的饺子也是大小不一、姿态各异，但他已经迫不及待地等着饺子下锅，享用自己制作的美食了呢。

这正是食育的精髓所在：通过自己动手更加了解食物，并因此而获得饮食的愉悦。用这种方式纠正宝宝挑食和偏食的毛病，是不是比训斥和责骂好得多？

2.3.3　带孩子了解豆腐的"前生今世"

除了以上提到的食物，孩子还会对另外一些食物感兴趣，比如结在树上的苹果，长在地里的西瓜，挂在葡萄藤上的葡萄……但有些经过深加工的食物，就只有带孩子去参观它们的制作过程，才能让孩子理解这些是怎么来的了。

记得有次吃火锅，朋友家 4 岁的女儿叮当突然问："阿姨，豆腐是怎么来的？树上结的还是地里种的呢？"大家都被小姑娘的问题问得哈哈大笑，纷纷感叹现在的孩子什么都不知道，然后又继续吃火锅聊天。

也许只有我觉察到了叮当的闷闷不乐，她看着碗里的豆腐，不停地扒拉，却也没有再问什么。吃完饭以后，我和朋友说，改天抽个时间带孩子一起做豆腐吧。叮当听到这个建议高兴得一蹦三尺高，原来豆腐不是自己长出来的呀！

为了让孩子更好地体验豆腐的制作过程，我没有使用料理机，而是借了一个小石磨来，提前把黄豆泡好，等着叮当一家来。

当叮当看到石磨的时候，很惊讶地问："阿姨，我们要用这个做豆腐吗？"

"是啊，让我们一起来探索豆腐是怎么做出来的吧！"

小家伙们兴致盎然地根据指令操作起来，先把泡好的黄豆放入小石磨的豆眼中，倒入适量的水，转动小石磨把黄豆磨成浆；然后把磨好的豆浆倒进盖有纱布的碗中，让豆渣和豆浆分离；接着把过滤好的豆浆拿去煮沸，加点白醋，使豆浆凝固成豆花状；最后用模具压成自己想要的形状。

做完豆腐之后，叮当看着自己手中的不是很四方的豆腐块说："这是我自己做的豆腐，好棒啊！"

"如果把这块豆腐做成美味佳肴，你会喜欢吃吗？"叮当妈妈问她。

"一定会的，我自己做的豆腐一定会全部吃完。"孩子肯定地回答。

做豆腐的过程并不复杂，孩子能做的事情也很多。这种强烈的参与感使家庭食育的意义显而易见：既能锻炼孩子的动手能力，又能使孩子领悟"粒粒皆辛苦"的道理，还能了解中国的传统工艺。

其实，不仅是豆腐，在孩子眼中有很多食物都是凭空出现的，他们就像叮当一样，理所当然地认为，食物不是挂在树上，就是长在地里。带孩子去了解藏在食物里的小秘密吧，丰富知识的同时，还能增强他们对食物的兴趣，或许还能解决他们的吃饭问题呢！

2.4 如何吃饭，建立家的仪式感

看到这节的标题，很多人可能都不服气，谁还不会好好吃饭呢!

来找我做咨询的爸爸妈妈都很为孩子不好好吃饭的问题发愁。他们的孩子，有的吃饭慢到一块豆腐在嘴里嚼半小时;有的吃一口饭，在家里跑一圈;有的吃饭时也不肯放下玩具……其实，不仅是孩子有这样或那样的吃饭问题，很多家庭的大人也不会好好吃饭。我们是不是都有过一边看电视一边吃饭的经历?

孩子在餐桌前是否能够安静下来，把注意力放在吃饭这件事上，反映的是进餐习惯的问题。一个家庭的吃饭模式是什么，有无用餐仪式感，会直接影响孩子的吃饭表现。

本章你将了解如下内容:

- ❶ 在家吃饭的重要性
- ❷ 在家应该怎么吃饭
- ❸ 用餐仪式感的四大特点

2.4.1　在家吃饭的重要性

现在很多人都喜欢去饭店吃饭，粤菜、川菜、湘菜，日料、韩料、法餐、美式快餐，风味各异，让人垂涎。父母平日忙于工作无暇在家做饭，周末难得休息，就带孩子出去吃饭，美其名曰"改善生活"。

但如果把一日三餐都交给饭店，无论对孩子还是对大人，都存在很高的安全隐患。一方面，为了保证口感和视觉效果，饭店的食物往往比家中用料更足。这种高油、高热量的饮食习惯一旦形成，对人的身体健康则会造成不小的影响。另一方面，在孩子的成长过程中，如果鲜少有在家吃饭的感受，无疑会是一种成长经历的缺失。

◉ 提供安全的用餐环境

刚才提到的食品安全问题，是一定不能忽视的。饭店的饭菜为了追求口感，往往口味偏重、颜色诱人，大量使用各种调味品。

营养专家一再强调在孩子的餐食中不能过早地添加盐和其他调味品，目的在于保护孩子的肾脏，同时避免他们形成嗜咸的口味、拒绝清淡饮食，进而降低未来面临的健康风险。

带孩子在家吃饭，首先保证了原材料的安全性，其次调味品的用量也在自己的控制范围内。

◉ 感受家的温暖

一家人围坐在餐桌前，吃着自己烹煮的饭菜，听着碗筷碰撞的声音，聊聊工作、学习的事情，谈谈社会上的见闻……回家吃饭，是家人亲密无间沟通的最佳时机；家里的一口热饭热菜，支撑起孩子心底的安全感。

我们现在已为人父母，每每提起自己的父母，最常说的往往是，爸爸做的红烧肉最好吃，妈妈包的饺子是一辈子都吃不腻的人间至味……每次带孩子回家看望父母，妈妈都会问，今天想吃什么？因为在她的心里，一顿妈妈做的饭菜，就是对孩子爱的表现。

2.4.2　在家应该怎么吃饭

闺蜜说她结婚的前三年，从来没进过厨房，查燃气费的人一直都以为这家没人住。直到她坐月子，家里的厨房才正式使用。后来，她不得不下厨房为女儿做辅食，但因为无法适应燃气灶、抽油烟机，甚至连酱油都找不到在哪里，所以她放弃了，要么叫外卖，要么给孩子买速食吃。

在家吃饭，并不仅仅是物理空间上的"在家"，还应该包括厨房中的协作，对美食的分享，等等。

◉ 父母表达对厨房的喜爱

厨房是饮食重地，也是一个家庭的烟火气息所在。去别人家做客，我总喜欢参观一下主人的厨房。其实看一眼，就能知道这家男女主人喜不喜欢厨房。

如果厨房不够整洁，油烟满满，调料堆放得杂乱无章，爸爸妈妈在厨房皱着眉做饭，也不会花费更多的心思在摆盘和营养搭配

081

第2章·随时开始食育之旅——真正的食育应该回归家庭

上，只想尽快结束"任务"，马上离开这个让人糟心的地方……在这样的环境、这样的心态下做出来的饭，孩子会爱吃吗？而且，家长对厨房的厌烦情绪，更会直接影响孩子对吃饭的理解。这种家庭的孩子，很可能有种种吃饭问题。

如果厨房整洁干净，厨房用具和各种调料都收纳合理，爸爸妈妈在厨房切菜、烹饪时满心欢喜，笑意盈盈，边摆盘边和孩子沟通和探讨……孩子看到这些，会全盘接收父母对厨房的兴趣和爱意，他一定会期待妈妈从厨房端出来的美味佳肴。

◉ 排除外界干扰

有人觉得，一家人围着电视吃饭，边吃边看，其乐融融。但无论从哪个角度来讲，吃饭看电视、玩手机，都是不正确的做法。

一方面，这样做影响肠胃的消化功能。一边看电视一边吃饭，人很容易被电视节目吸引，下意识地往嘴里塞饭，导致要么很快结束吃饭，肠胃得不到喘息，要么吃饭时间变长，饭菜容易凉。

另一方面，这样吃失去了一家人一起吃饭的意义。一家人围坐在餐桌旁边，吃着妈妈亲手做的红烧肉、鲜炒时蔬、热气腾腾的大烩菜，不时对饭菜"指手画脚"地品评，当吃到自己心仪的饭菜时，不自觉地发出赞叹之情……不管是吃饭的人还是做饭的人，都会从中得到满足和欣慰。

◉ 尽可能让孩子参与进来

"别进来，快出去，这里都是危险物品。"每当父母在厨房做饭的时候，就会把孩子严格地控制在厨房门外。

其实，让孩子加入到厨房"工作"中来，并非只有做饭的时候才可以。餐前、餐后，都可以安排孩子参与。比如，餐前列好要做的食材，给孩子准备安全性的厨具，让他帮着洗菜、择菜，甚至切菜，他都会非常感兴趣；还可以安排孩子摆餐具，把自己和家人的餐具摆放整齐，既锻炼了孩子的手部力量，提升了其对餐具的认识，又培养了孩子的审美能力；餐后，还可以让孩子帮忙一起收拾餐桌，这个过程会让孩子懂得浪费粮食是不应该的行为。

2.4.3　用餐仪式感的四大特点

什么是仪式感，什么又是用餐仪式感呢？其实，关键就在"认真"二字，通过一系列养成习惯的行为，让注意力从工作、学习、娱乐等回到餐桌上来，回到食物和家人身上来。

我记得上初中的时候，每天上晚自习之前，学校让学生先回家吃饭，然后再回来上课。离家远的同学，索性在学校先简单垫点零食，晚自习结束后再回家吃饭。但有位同学，明明家住得很近，几分钟就能回去，却总和我们这些离家远的学生混在一起吃零食。

起初以为她是喜欢这种大家聚集在一起的感觉，后来才知道，她是因为不喜欢她家的氛围。她说，妈妈虽然不上班，可喜欢打麻将，爸爸上一天班也无暇做饭。她就算回到家，餐桌上也是剩菜剩饭，还不如和同学一起吃零食来得快乐。

其实，这就是家庭用餐仪式感的缺失：厨房冷清，父母懒散，餐桌无饭。而一个具备浓浓用餐仪式感的家庭，会把"用餐概念"从小根植在孩子的潜意识里。无论何时，无论何地，只要想到妈妈的饭菜，孩子内心就是充盈的。一个具备用餐仪式感的家庭，通常有以下几个特点。

（1）爸爸妈妈下厨房做饭，变换各种花样。也许很多父母并不知道营养搭配的原则，但去菜市场采买新鲜的蔬菜、每餐尽量荤素搭配、逢年过节或到了某个节令，做些代表性的饭菜吃，就足矣。

一位作家在回忆录中写道："槐花开的季节，很多人都会摘槐花下来做成不烂子（北方的一种面食），淡淡的花香，配上妈妈精湛的手艺，成了我记忆深处的味道。"

（2）厨房干净整洁，食材充足。这无疑也是衡量用餐仪式感的重要指标。每种锅具、刀具是否都有自己的专属位置，是否擦拭得明亮干净，冰箱里存放的新鲜蔬菜多不多，就能从一个侧面判断这个家庭是否热爱生活。

（3）家庭成员有属于自己的餐具。常常在家里吃饭的人，都会有自己用顺手的餐具。尤其对小朋友而言，拥有一套属于自己的餐具，可以提升孩子对吃饭的兴趣和热爱。

（4）吃饭环境和谐，没有争执和吵闹，不催促。人们都说，吃饭应该是一件快乐的事情，但如果大家一起用餐时，耳边充斥着"你快吃啊""别挑挑拣拣""要吃菜，别总吃肉""别喝饮料了，快吃饭"这样的唠叨，还能快乐得起来吗？

记得那位初中同学说，即使周末，她也不想在家吃饭，因为妈妈着急出门打麻将，爸爸吃饭又特别快，她还没吃完，爸爸妈妈就已经起身离开了，她也没有食欲继续吃下去。

2.5　妈妈是家庭食育的第一推动者

有些妈妈在孩子还没上幼儿园之前，每到吃饭时间，总会跟孩子说："你现在不好好吃饭，等到了幼儿园，老师可不会这么喂你。""现在可以由着你不吃，等你上了学，看老师怎么管你。"

把培养孩子良好的饮食习惯寄希望于幼儿园老师的管制，是不提倡的。培养孩子饮食习惯的场所应该是家庭，而非学校。在学校的强制管理下吃饭，不仅食物的口味会受到影响，而且对孩子的肠胃消化功能也不好。

因此，家长还是要注重家庭食育。而在家庭中，食育推动的第一人通常是妈妈。

本节你将了解如下内容：

❶ 食育推动第一人：妈妈

❷ 一日三餐，是母爱的体现

❸ 食物对妈妈和孩子的双重意义

2.5.1　食育推动第一人：妈妈

有句流传很广的话："一个女人，会影响一家三代人。"

妈妈是食育推动第一人，这么说一点都不为过。食育，看字面意思是"食物教育"，如何用食物教育孩子，从采买食材，到烹饪调味，再到端上餐桌，最后餐尾收拾，都是食育的组成部分。

乐乐妈妈是职场精英，每天不是忙着应酬，就是加班工作，乐乐爸爸也是隔三岔五要出差，所以乐乐常年跟着爷爷奶奶一起生活。有一次爷爷奶奶单位组织去度假村疗养，已经上小学的乐乐没办法跟着一起去，不得不与爸爸妈妈一起生活一周左右的时间。

当时还不能像现在这么方便地叫外卖，爷爷奶奶一再交代不能带孩子去饭店吃饭，要在家做。乐乐妈妈虽然不会做饭，但也不想跟公公婆婆示弱，就答应了。楼下恰巧有一个卖豆腐的小贩，乐乐妈妈接孩子回来后就顺便买块豆腐，放到锅里一炒，蒸个米饭，再切个熟肉，看起来也是有荤有素。就这样，乐乐一连吃了近一周的炒豆腐。从那以后，乐乐特别害怕两件事情：一是吃豆腐，二是被妈妈照顾。

乐乐现在已经成家立业了，但从来没有吃过一顿妈妈做的温馨美好的饭菜。妈妈对厨房的陌生、对食材的不理解、对烹饪的无所谓，直接影响到了乐乐对家的概念。乐乐对"家庭餐桌"很淡漠，有了自己的小家之后，虽然渴望家里的烟火气息，却不知道怎么和妻子一起配合来完成。

2.5.2 一日三餐，是母爱的体现

有一种思念，叫妈妈做的饭菜。毛不易在创作《一荤一素》的歌词时写道：

> 日出又日落，深处再深处；
>
> 一张小方桌，有一荤一素；
>
> 一个身影从容地忙忙碌碌；
>
> 一双手让这时光有了温度。

简单朴实的文字勾起了很多人对妈妈的想念。毛不易上学的时候，妈妈为了他的营养均衡，不管每天有多忙，都会为他准备一荤一素。妈妈在厨房里忙忙碌碌的身影，让家里的一切变得温暖起来，这样的场景一天一天重复，慢慢成为印在孩子脑海里最深的记忆。

◎ 妈妈做的饭菜是孩子的避风港

吃饭，是每个家庭每天都要发生的事情。也许是因为过于普通和常见，人们常常会忽略了它的教育意义。除了充饥，吃饭更是一种文化的传承和体现。但在大部分人的意识里，吃饭就是因为饿了，特别是在忙碌的时候，一包泡面、两个包子或者一份速食餐就能解决了。

而家庭食育，可不是简单的"吃饭"问题。饭应该怎么吃、何时吃、吃什么都是有讲究的。在这背后，体现的是妈妈操持一个家的能力，也反映出一个家庭的生活状态是否积极向上。

一日三餐，尤其对全职妈妈而言，是每天生活的核心。

当孩子早晨起床洗漱完毕后，在餐桌上看到妈妈提前两个小时起床准备的爱心早餐时，内心是温暖的。即使为了赶时间，草草吃几口，那也是对肠胃和精神的双重满足。

孩子上学后，妈妈就要考虑准备午餐。一份精致的小炒，搭配精美的摆盘和餐具，孩子中午

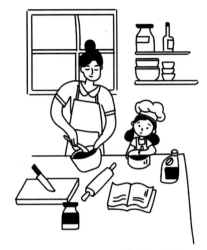

妈妈做的饭菜是有温度的

回到家，能马上吃到热气腾腾的饭菜，足以扫除孩子一上午学习的疲惫。

晚餐简单却营养丰富，孩子和爸爸妈妈一起坐在餐桌旁，边吃饭，边聊聊当天的所见所闻，分享彼此的感受……这样的一天，是被食物完美连贯的一天。妈妈做的饭菜永远是孩子的避风港，是他能敞开心扉的地方。

2.5.3 食物对妈妈和孩子的双重意义

我想，在这个世界上，没有任何一样东西能像食物这样具有黏性。从种植到丰收，从挑选采买到清洗烹煮，每一个环节都是一种教育。

◉ 妈妈撑起一家人的食育态度

记得有一次我带孩子回老家省亲，正好遇上姥爷在院子里播种。他整个人趴在地上，把种子一颗一颗地埋进去，再仔细地拔掉旁边的野草。妈妈心疼姥爷，招呼他不要再干了。姥爷直起身来，满头大汗地说："你们不懂，种地要用情感，随便撒可不行。"

也许，妈妈对事物的敬重就源于这样耳濡目染的教育。她对每一种食物的做法和食材的生长都深谙于心，她从不允许我们剩饭剩菜，吃饭要等全家人都到齐了，老人先动筷子，大家才能开始，这就是食育带来的规矩。

◉ 孩子是否爱吃饭，取决于妈妈的态度

一个喜欢做饭，并且对食物有研究的妈妈，无疑是家庭健康的守护者，也是决定孩子能否好好吃饭的主要实行者。一盘难以下咽的苦瓜端来上，即使你把它说得天花乱坠，既能消暑又对健康有益，孩子也不一定会吃上一口。但换作对烹饪食物颇有造诣的妈妈，她完全不需要多费口舌，只要在料理的过程中，把苦瓜的苦味变淡或掩盖起来，再用一个精美的盘子装饰一番，孩子肯尝试第一口，接下来就可能全部吃掉。

因此，很多妈妈抱怨孩子不好好吃饭，不如反思一下自己是否在烹饪技巧上有问题。或者分析一下，在孩子吃饭的问题上，是否使用了偏激的方法。

当你发现别人家的孩子从不挑食时，就想方设法地纠正自己孩子挑食的毛病，威逼利诱，吓唬打骂。

出发点是好的，想让孩子摄取更多的营养，但在孩子看来，妈妈的态度实在让人难以接受。也许本来孩子只是挑食，但妈妈用错了方法，可能会让孩子厌食。

◉ 食物帮妈妈建立朋友圈

现在不少妈妈生宝宝后，为了更好地照顾宝宝，会选择辞职在家带娃。6个月前纯母乳喂养的阶段还好，只要妈妈吃饱了，孩子就不会挨饿。但在添加辅食的阶段，就到了考验从不下厨房的妈妈的时候了。总买半成品的辅食，对孩子摄取营养显然是不合适的。

记得有一位朋友，当妈后差点得了自闭症，一向能说会道的她，在生娃后居然变得唯唯诺诺，不知道如何与人沟通，下楼"遛娃"也是尽量避开人多的地方。等到宝宝6个月要添加辅食了，她硬着头皮找了一个平时"遛娃"能碰到但很少沟通的妈妈咨询，没想到两人一拍即合。慢慢地，她通过学着给宝宝做辅食，结交了一群妈妈朋友，走出了自己的阴影区。现在，她已经成长为一名热爱生活、热爱厨房的全能妈妈了。

◉ 对食物的深层次理解，是热爱生活的表现

想做好一顿饭菜，前期准备工作并不少，或者说，妈妈需要具备的料理知识要很丰富才行。在菜市场如何挑选新鲜的蔬菜，时令蔬菜有哪些，哪些食物搭配在一起既美味又有营养，比如同样的番茄，粉色的适合凉拌或者生吃，红色的适合炒酱……这些食物中的秘密，都需要经过日积月累的实践才能获得。

一个家庭的生活状态体现在妈妈的食谱上，吃什么样的饭菜能

够让人喜悦，孩子喜欢的口味是什么，爸爸爱吃的饭菜又是什么，哪种类型的饭菜能让人兴致高涨……这都取决于妈妈对食物的深层次理解，同时也体现了妈妈对每位家庭成员的关怀。

热爱食物，是热爱生活的表现。厨房中忙碌的身影，家里浓浓的烟火气息，就是妈妈留给孩子最深的记忆。

2.6 用绘本、纪录片给孩子上食育课

食育有两个"战场"，一个是学校，一个是家庭。

在幼儿园或学校给孩子上食育课，更多是成系统地让孩子了解食物背后的科学，锻炼动手能力，建立协作精神，等等；而家庭是孩子第一次和食物打交道的地方，第一口辅食、第一口水果、第一口蔬菜，都是开启人生新阶段的标志。

但在日常生活中，父母忙于工作，对孩子的食育总是在模棱两可地进行着：很少带孩子一起菜市场，即使去了，也是目标明确，买到当日所需的食材就匆忙离开；回家后自己系上围裙，开始做饭……记得小时候，妈妈总是安排我择豆角，两头一掐，把豆角丝去掉，然后掰成小段。除此之外，我再也没有别的可以参与的地方。

我自己成为妈妈后，虽然理解当年妈妈的良苦用心，但我更认

为，孩子应该参与到三餐制作的过程中，这样他才能更了解食物，掌握照顾好自己的技能。

在带孩子去菜市场感受真实的食材是什么样的和让孩子下厨房体验烹饪的快乐之前，可以通过绘本以及纪录片来对他们进行知识层面的食物教育。

本节你将了解如下内容：

❶ 通过绘本传递食育知识

❷ 纪录片《日本的学校午餐》

2.6.1　通过绘本传递食育知识

绘本在17世纪诞生于欧洲，后流传至美国。我们的邻国日本、韩国，绘本文化都非常成熟，中国台湾地区也有很多优秀的绘本作品。现在越来越多的家长，开始意识到绘本的教育意义。简单来讲，绘本就是"画出来的书"，画面有趣生动，情节简单，再小的宝宝也能接受和理解。

市面上有很多关于食物的绘本。父母根据自己家孩子的情况，挑选出适合阅读的绘本，算是一件比较容易的事情。

如果孩子对食物本身感兴趣，可以选择关于食物种植、生长等内容的绘本；如果想纠正孩子挑食、不吃蔬菜等问题，可以选择故事性强、科普食物营养的绘本；如果孩子吃饭磨蹭，可以选择纠正不良用餐习惯的绘本。

◉ 用绘本发现食物的世界

在日常生活中，孩子们通常只能看到食物被加工后的样子，比如被拍碎的黄瓜、切成丝的胡萝卜、精心处理后的水果——家长为了方便孩子抓取和吞咽，每种水果都会被去皮、切块，甚至打成泥、榨成汁……孩子看不到蔬菜、水果本来的面目，就更别提了解它们是如何生长出来的了。下面这些绘本，能帮助孩子更好地了解蔬菜、水果在进入厨房前的样子。

（1）《我最喜欢的水果和蔬菜》

无法带孩子去农田里看各种果蔬的种植和生长过程，可以选择这套绘本来满足孩子的求知欲。作者采用写实的手法，介绍了常见的果蔬在大自然中的样子，并使用不同的构图方式表现出来，简单易懂，孩子喜欢。

不仅如此，作者还把在大自然中生长的果蔬和进入菜市场，以及上了餐桌以后的果蔬的样子进行了对比，这对孩子来说，是很新奇的。原来，番茄酱还是番茄的时候，结在番茄藤蔓上，圆圆润润的，每天风吹雨淋，沾满泥土，并不像超市里那么干净。

在带孩子读绘本的同时，让他间接了解大自然，明白阳光、雨露、光合作用的过程，让孩子学会欣赏大自然的美好之处，引起对食物的兴趣和品尝的欲望。

（2）《谢谢你，好吃的面包！》

面包是很多中国家庭的早餐必备主食，因其口感松软、口味丰富，很受孩子喜欢，但面包是什么做成的，面粉是怎么来的，季节播种又是怎么回事，等等，孩子就了解很少了。这套绘本完整地讲述了面包的产生过程。

想要得到一个面包，得在春天播种小麦，等到夏天长成饱满的颗粒，然后在秋天丰收。农民伯伯把收获的饱满的麦穗进行脱粒，把麦粒装袋，然后拉到磨坊磨成面粉……这些环节对孩子来说，是新鲜又有意思的。孩子从中可以知道谷物的生长过程，想得到面粉，需要等待大半年的生长期。小麦磨成面粉之后，就可以开始做面包了。在绘本中，小主人公和妈妈一起发酵面粉，放入烤箱，最终得到了香喷喷的面包。

孩子喜欢剩饭，不管是面包还是其他事物，吃两口就不吃了，父母教育起来常常感到无力。和孩子一起读绘本，不仅可以让孩子了解谷物漫长的生长过程，而且还能传达食物来之不易，是靠很多人的辛苦劳作得来的，从而实现以共情来达到教育孩子不要剩饭的目的。

◎ 用绘本让孩子爱上吃菜

谈到孩子吃饭问题的时候，大部分妈妈都会发愁：孩子不喜欢吃蔬菜，怎么劝都没有用，实在让人烦恼。也许一些和蔬菜有关的绘本能够帮妈妈们排忧解难。

（1）《哪个小孩爱吃胡萝卜》

胡萝卜的营养价值无须多说，但很多孩子都不喜欢吃胡萝卜。妈妈为了让孩子多吃一口胡萝卜，也是使出浑身解数，但效果往往一般。

宝宝从2岁左右开始，出现自我意识并逐渐增强，他们不喜欢被说教，会用自己的方式反抗父母。

在这本绘本中，作者使用简单易懂的提问模式，引导孩子思考"喜欢吃胡萝卜的小孩，是谁呢？"其中没有一点说教，而是引导孩子跟随绘本进行自主思考。没压力，没强迫，内容贴合孩子的年龄发展特性。

挑食的孩子，内心其实是很恐慌的。每到吃饭的时间，担心被父母催着吃不喜欢的食物，还要被灌输各种关于蔬菜有营养的大道理。久而久之，在这样的压力之下，挑食的孩子会越来越抵触新的食物，不愿进行任何尝试。

让孩子跟随绘本故事的节奏，看着生动有趣的画面，和绘本中的小动物们一起思考，逐步使孩子意识到吃蔬菜的重要性。

（2）《小斑马去吃草》

小朋友不喜欢吃蔬菜，尤其是绿叶菜。也许是因为颜色，有的小朋友认为绿色的菜是给小动物吃的；也许是因为蔬菜的口感不如肉类，味道也比较单一没有回味，甚至有的蔬菜还会有一些苦味。

想让孩子爱上吃蔬菜，首先要让他对蔬菜感兴趣，进而产生好感才行。这本绘本色彩清新，内容也非常简单，小斑马一日三餐都在吃草，它们时而贴贴脸，时而晒晒太阳，时而和斑马妈妈撒撒娇，画面柔和，充满温情。

（3）《蚕豆大哥的床》

除了绿叶菜和胡萝卜，豆类食物也常常被小朋友拒之千里。比起绿叶菜的口感，豆类在孩子看来可能更加奇怪，怎么会有这么多不同颜色的豆子，红豆、绿豆、黄豆、黑豆。如果让孩子把豆子当成玩具或者创作素材，他们会很喜欢，但做成饭菜让他们吃下去，就得费些功夫了。

这本绘本是比较少见的以豆类为主人公的绘本，角度新颖，故事丰满。作者在绘本故事的讲述中，把各种豆类的生长环境、颜色、样貌都做了惟妙惟肖的阐述，一些草本植物的知识也包含在其中。

绘本中，蚕豆大哥把自己的床保护得很好，不让其他人触碰。但当别人需要帮助时，蚕豆大哥义无反顾地把自己心爱的床拿了出来。三四岁的孩子，正处于自我意识较为强烈的阶段，主动分享的行为比较少发生，一般是自己喜欢的东西维护到底，自己不喜欢吃的食物坚决不吃。而绘本中蚕豆大哥的行为，恰恰传达出了分享、互助、友好的可贵品格。孩子在读绘本的过程中，既能对豆类食物有深层次的了解，又能领悟到分享的快乐。

2.6.2 纪录片《日本的学校午餐》

孩子挑食固然让人头疼，可不好好吃饭才是最让父母焦虑的一件事情。这并不难理解，我家二宝就属于这种情况。他是一个不挑食的孩子，吃饭态度却不端正，饭前总想吃零食。快到吃饭的时候，他又要玩游戏、玩积木，好不容易被"固定"在餐椅上，却东张西望，不好好吃饭。

为了解决这个问题，我想了很多办法。讲道理、威胁、惩罚、定时间撤走餐具，全部都试过。我想，很多家长为了纠正孩子的用餐习惯，也应该尝试过这些方法，可最终的效果并不明显，孩子或许因为害怕，暂时乖乖吃饭，但很难说喜欢吃饭。

直到我看了日本的一部关于食育的纪录片才意识到，我所采取的做法，都只是从外在改变孩子的行为模式，而从没有让孩子在内心接受。

一顿饭应该如何营养搭配？孩子能参与的部分是哪些？对待食物应该持有怎样的敬畏之心？吃饭时能做的和不能做的事情是什么？……其实，作为家长的我们，并没有明确传达给孩子。

这部只有短短8分钟的纪录片《日本的学校午餐》，以一名五年级的小学生为跟拍对象，记录了日本学生在学校吃午饭的情况。

700名师生的午餐，5位厨师要在3个小时内完成。在纪录片中能看到，厨房里的一切都是干净有序的，装备整齐的厨师们给师生做饭所用的食材也绝对安全（学校有一块菜地，学生所吃的蔬菜都从这里获得）。

学生们在结束上午的课程后准备吃午餐，根据值日表分工，有的学生去厨房取餐，剩下的学生铺好自己的桌布准备吃饭；去厨房取餐的学生需要把自己武装起来，做好消毒工作，并确认没有人生病或有不舒服的情况；取完餐后，向厨师们致谢表达感恩之意；回到教室，取餐的学生为大家分餐，老师负责讲解食物的来源，在所有人都准备好后一起开始吃饭；整个用餐过程非常安静，没有人说话；如果有剩下的食物，要猜拳决定归谁吃；最后送回厨房的餐具都是吃得干干净净的；不值日的同学负责清洁工作。

在整个日本，即使幼儿园，都是采取这样的食育模式的。从这部纪录片中能清晰地感受到，日本小孩对于这种用餐模式的熟悉与适应。

我带大宝一起看这部纪录片时，大宝看得很认真，还时不时地提问："妈妈，他们和厨师说什么呢？""他们为什么要戴上帽子呢？""他们吃饭的时候怎么不说话啊？"在我一一为大宝解答提问的过程中，日本食育的一些理念也影响了他的行为。有一天我端上饭菜时，大宝突然跟我说："谢谢大厨妈妈！"

食物教育渗透在孩子生活的每一个细节中，看似不起眼的一个行为，也许会影响到孩子的饮食态度。

打开味蕾的三道辅食

丝瓜豆签羹

每年的4—9月丝瓜上市，它富含膳食纤维，夏季食用有利于宝宝肠道健康。

食材：丝瓜、里脊、豆签、姜、淀粉、糖、盐、蚝油。

备料：丝瓜去皮切丝，里脊肉切丝，姜切丝。

制作：

1. 豆签和丝瓜放入水中煮；

2. 加糖和盐后，再加入姜丝和里脊煮熟；

3. 加蚝油，用淀粉勾芡即可。

鸡肉南瓜腰果糊

食材：鸡胸肉、南瓜、腰果、高汤、盐。

备料：鸡肉烫熟并切成细末，南瓜去皮切块。

制作：

1. 南瓜放入高汤煮熟；

2. 南瓜汤和腰果一起倒入料理机，打成糊状；

3. 南瓜糊小火熬煮；

4. 鸡肉末倒入南瓜糊中，再少许盐调味。

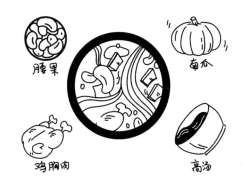

腰果　　南瓜　　鸡胸肉　　高汤

鸡肉南瓜腰果糊

鸡肝猪肉堡

食材：鸡肝、猪肉末、葱、姜、淀粉、盐。

备料：鸡肝洗净后剁成小丁，葱、姜切末。

做法：

1. 鸡肝、猪肉末和葱姜末加入淀粉和盐搅拌均匀；

2. 平底锅放油，将肉馅压成薄饼放入锅中，小火煎至两面金黄。

03
Chapter

第 3 章

食育从菜市场开始

对于很多家庭来说，逛菜市场是大人的事情，孩子很难参与其中。然而，想要让孩子对食物产生兴趣，开启家庭食育，菜市场却是无法跳过的一环。孩子和"真实"的蔬菜相遇，才能经历生动的烹饪过程。下面我们就一起开始菜市场之旅吧！

3.1 菜市场里什么都有

在我经常"出没"的全职妈妈群中，大家总抱怨时间不够，带孩子、买菜、做饭占去大半天，有时候都没空领孩子去公园玩，更别说发展自己的兴趣爱好。

我也是一样，大宝从1岁起，开始慢慢尝试和我吃一样的食物。我总是绞尽脑汁给他做各种各样的食物满足他生长发育的营养需求。每天早晨起床，我把他托付给奶奶，自己提上篮子，步行半个小时去家附近的菜市场采购新鲜食材；然后回家做饭，如果计划做稍微复杂一点的饭菜，一上午可能都没时间抱一下大宝。

这样的状况让我很困扰，我也一直在找合理安排时间的办法，直到有一天我在食育课上，听到老师讲带学生去菜市场上课，我反问自己，为什么我不能带孩子去菜市场呢？

于是，我和大宝开始了菜市场的食育之旅。下面我就跟大家分享一下，我和孩子们在菜市场里的成长。

本节你将了解如下内容：

❶ 策划一场菜市场的亲子之旅
❷ 带孩子逛菜市场你要慢慢来
❸ 了解一个地方从菜市场开始

3.1.1　策划一场菜市场的亲子之旅

有宝宝之前，我是一个非常热爱旅行的人，每年会安排三五次旅行。成为妈妈后，我开始尝试着带宝宝去不同的地方旅行，周边的山里、敦煌附近的沙漠，甚至带大宝飞了一次泰国。

虽然很多人说，孩子小，还什么都不记得，带他们出去旅行没有多大意义。但蒙台梭利告诉我们，在生命早期的0～3岁，任何新鲜的体验刺激都能促进孩子大脑神经元的发展，使其智力得到开发。即便这些记忆在他们长大后不再清晰，可是当时的强烈感受，却能留在孩子大脑深处，成为他们发展智力的养料。

旅行的意义，不就是去充满新鲜感的地方，去体验、去发现，全身心地投入，以对抗日常生活的琐碎和习以为常吗？换个角度想，菜市场是不是也能成为和宝宝去旅行的目的地呢？

◉ 去菜市场之前的准备

得知我每天早上带娃去菜市场，姐妹们惊呼："菜市场那么乱，为什么要带宝宝去？你是怎么做到一手买菜一手带娃的呢？"就像旅行一样，只要准备得足够充分，这些问题都能够迎刃而解。

首先，来说我的菜市场"旅行"装备。

菜市场"旅行团"的基本阵容是：我、3岁的大宝和1岁的二宝。我去菜市场前要准备：用来背二宝的背凳、放纸巾和钥匙的腰包、可以拉的菜筐。去菜市场时，大宝会全程帮我拉着菜筐，我背着二宝。

后来，随着他们年纪渐长，我们三个会手拉手去菜市场，菜筐和背凳全都"下岗"了。如果宝宝很小，建议把他背在身上，这样不但大人的视线比较好，而且也可以避免孩子在复杂的地面环境下摔倒。在菜市场，可以把干净的水果、蔬菜，随时递给宝宝去抓一抓、摸一摸。

其次，去菜市场之前，要做一份详细的"旅行攻略"，也就是列出要采购的物品。

在我家，这是一件充满仪式感的事情，不亚于每次旅行之前做攻略。早餐过后，我会询问大宝："今天中午想吃什么？"

宝宝比较小的时候，这样开放性的问题会让宝宝很疑惑。通常我会提供几个选项，有时还会用手绘的方式画成"餐卡"，给年纪小一点的二宝看。有次大宝选中了意面，二宝却用手指着咖喱饭啊啊啊地叫。大宝笑着给我翻译："弟弟想吃咖喱饭，那我们做咖喱饭吧。"

在每个"餐卡"背后，我用简笔画画出了烹饪这种食物需要的食材，还标注了相应的汉字。我带着大宝一边认识汉字，一边去冰箱检查已有的食材，同时列出今天要采购的食材。

因为每天早上都会进行这样的对话，所以大宝最初认知的汉字，大多是我写在购物清单上那些"大""小""土豆""萝卜""白菜"等。现在两个孩子已经可以自己去检查冰箱，并用简笔画画出购物单了。

第三，保持每次"旅行"的新鲜感。

看到这里，肯定会有妈妈想，菜市场就那么大，作为"旅行"目的地，三百六十五天有三百天都要去，难道不会腻吗？当然不会了，菜市场虽然是固定的，但菜市场的"内容"是流动的。即便每天都去，细心观察，也能发现不一样的风景呢！

四时不同，蔬菜摊上的蔬菜也不一样。因为常去光顾，摊贩们都和我熟悉起来。如果有时令蔬菜上市，"蔬菜大叔"一定会招呼我："快来看，我们家今天新来了荸荠，要不要拿回去给娃娃尝尝？"有时大叔还会充当"导游"："最近海鲜摊来了一批蟹，膏又多又黄，非常鲜美，我昨天自己买了两只，很好吃。赶紧去看看。"

最后，寻找日常中的惊喜。

在旅行时，我经常喜欢推翻既有计划，加入一些小惊喜。比如突然决定去登山，走了三天三夜，却意外遇到了南迦巴瓦峰难得一见的真容。同行的藏族向导都说我们运气好。

在菜市场"旅行"中，我也经常会任由孩子们选购食材，即便不会做，也没什么大不了的，回家上网查查，还能发现意外的美味。有天我们去菜市场，二宝站在一位老婆婆的菜摊前不走，指着一些栗子大小、像白菜一样的"迷你白菜"非要买。我从小生活在北方，根本不知道那是什么。老婆婆说这是"儿菜"，还详细地告诉我该如何做。回家一试做，果然很好吃。姥姥来家里，我还热情地向她推荐，没想她一撇嘴说："你这个菜，其实就是榨菜的原料。"

就像日常生活中的点滴会在旅行中被赋予全新的意义一样，带孩子一起去菜市场，也意味着对日常的突破。如果不是二宝的"偶遇"，我可能一辈子都不会知道，榨菜在成为榨菜之前，原来是这个样子的。

作为在城市中长大的一代人，我们成人对食物的了解未必比宝宝多很多。不妨将逛菜市场当作是一场"旅行"，和宝宝一起保持一颗好奇心，带着发现的眼睛，一定能收获不一样的美好。

◉ 菜市场中的"水族馆"

我们全家都很喜欢大海，也爱吃海鲜。之前带大宝去三亚，专程去了亚特兰蒂斯海洋馆。后来二宝出生，全家人又去了国家海洋博物馆和另一个水族馆。两个孩子都对水族馆印象深刻。尤其是二宝，能在海底隧道来回徘徊一个小时，每次看到魔鬼鱼"飘"过来，他都要拍手大笑。

有一次，我带着大宝二宝去离家比较远的海鲜市场买鱼。一进大门，看到各个摊位上都有鱼缸，摊位前的盆里还有螃蟹、虾之类的水产。大宝就忙推二宝："水族馆！"二宝两眼放光，拉着我的手左看看又看看，就像刘姥姥进了大观园。从此以后，那个海鲜市场就被他们哥俩叫作"水族馆"。

为了给兄弟俩的食谱里增添海味，我们每周都会去一次"水族馆"，在那里，孩子们认识了非常多的鱼。只灌输给宝宝一些动物常识，而不带他们前往实地观看，他们只会在脑中形成抽象的概念而已。比如，去极地海洋世界之前，大宝和二宝对于企鹅的全部认知就只是皮毛黑白相间、走路一摇一摆的，等真正看到企鹅游泳的样子，他们才知道企鹅在水里竟然游得这么快。

对鱼虾蟹的认知也一样，如果没有一周一次的"水族馆"之旅，孩子们很难在这样三四岁的年纪，分得清楚什么是黑鱼、黄骨鱼、江团、鲤鱼、鲈鱼，什么又是白虾、青蟹、梭子蟹，以及它们口味上的区别。

有时候我们会陷入这样的误区，觉得让孩子去见识世界，必须要走很远的地方。不可否认，这是长见识的一种方式，但绝非唯一方式。即便只是推上小车，带着宝宝去海鲜市场看看，也是了解大海的一种方式哦！

◎ 菜市场的"旅行地图"

在大宝上幼儿园大班的时候，一次家校沟通中，老师对我说大宝的方位感很优秀，有次上绘画课，他竟画了一幅菜市场的"旅行地图"！图上详细地标注了各种摊位的位置，以及摊位上售卖的货品，还画出了每次买菜的路线：进入菜市场，穿过水果摊和蔬菜区，直达肉类区域，再折返回来，买蔬菜，最后买水果和调料。偶尔会在门口的干果店买点干果。

这个灵感也是从生活中来的。久居乡下的爷爷来城里小住，一天他出门遛弯，我求他帮我买一挂大蒜，中午要做大蒜红烧肉。

爷爷问："你平时都在哪家买啊？"

我回答："进门左拐再右拐，豆腐摊旁边，一个中年大叔的摊位，他家的蒜又新鲜又好吃。"

"爷爷，我帮你画出来！"大宝自告奋勇，拿来笔和纸，开始按照自己的记忆绘制菜市场的地图。每天都去的菜市场，自以为每个细节都烂熟于胸，然而真正下笔的时候才意识到，有的时候因为采买目的性太强，只买自己想要的食材，所以常会忽略其他一些细节。之后我们每一次去逛菜市场，大宝都会在他的地图上画几笔，这里加个熟食摊，那里补个调味店。最终呈现给老师的地图，就是多次观察的结果。

在带孩子去菜市场"旅行"时，可以提前布置一些小任务，来锻炼孩子的观察力和记忆力。这就像现在很流行的专注力绘本的现实增强版，一大堆物品密密麻麻地放在一起，要找出卖番茄的摊位，还真的是考验眼力噢。

3.1.2 带孩子逛菜市场你要慢慢来

回想一下，你每次去菜市场都是一种什么样的状态呢？是抽个周末悠闲地东逛逛西逛逛，一边挑选食材一边想下顿饭吃什么，还是提前列好清单，一到菜市场就直奔"主题"呢？

在带孩子逛菜市场之前，我一直都是后一种风格。因为孩子在家等我，所以按照清单上列出的食材，去熟悉的摊位买好后就赶紧回家做饭。

直到带上哥俩一起，我们就开始进入前一种状态，慢慢悠悠逛菜市场，这看看那看看，充分感受菜市场的氛围。

◉ 每个摊位都不一样

作家冯唐说："下水道是一个城市的良心，而菜市场则是一个城市的美感所在。"

孩子的眼睛最容易发现这种美感。一开始我并不在那个后来很熟悉的大叔摊位上买菜。他的摊位很靠里，而我一般都是匆匆在门口几个摊位上买齐食材就离开了。直到第一次带大宝去菜市场，他一眼就发现了这个摊位的与众不同。

原来，别的摊贩对蔬菜的分类基本都是以简单的绿色类、根茎类区分，而大叔除了分出种类，还将不同的蔬菜按照颜色深浅做了一个排序，他甚至用心地把杂乱的豆角处理得整整齐齐。远远看过去，大叔面前就是一张和谐有规律的"蔬菜毯子"。怪不得大宝一进门，就直奔他的菜摊而去。

◉ 让宝宝自己探索

在保证孩子安全的情况下，让已经会走的宝宝自己探索菜市场。一方面可以让孩子跟随自己的兴趣去了解菜市场，宝宝的小手摸摸捏捏，有时拿起沾着泥土的蔬菜闻一闻，对他们来说，和在游乐场摆弄玩具一样开心。另一方面，跟着宝宝的脚步，你也会有一些新的发现，那是从大人的视角很难看到的。比如前面中提到的"儿菜"，如果不是二宝，我很可能就匆匆略过了。

3.1.3　了解一个地方从菜市场开始

这节的最后部分，我想跟大家特别分享一下，在别的城市逛菜市场的感受。

《舌尖上的中国》总导演陈晓卿是一个爱逛菜市场的人。他说："一座城市，最吸引我的，从来不是历史名胜或者商业中心，而是菜市场。一切不逛菜市场的城市旅游，都等同于不以结婚为目的的恋爱。"

第一次与陈导产生共鸣，是在大理附近的早市上。对于我这样的文艺青年来说，大理就是洱海旁边的玻璃房子、苍山脚下的茶园。而当我背上竹篓混在当地人中间逛早市时，马上就意识到之前对大理的印象完全是停留在游客层面的。真实的大理藏在菜市场里，那里有当地人真实的生活，各种你在其他地方见不到的小吃，地摊上白族老爷爷的十几个箩筐里，装着我这辈子见过最多的野生菌类，我叫不出它们的名字，只能统称它们为蘑菇。

去菜市场对孩子的特殊意义在于，这里是"感官的大集会"。带孩子旅行，有些目的地对于孩子来说过于抽象，他们是感官旅行者，如果旅行的目的是让孩子对世界有更丰富的感知，那菜市场绝对是不可错过的一站。在亲切或陌生的食材中，孩子会更深刻地认知到这个地方的特色。

去北京表姐家小住，我告诉大宝、二宝，北京不但是国家的首都，也是一座国际化大都市。他俩表示不理解。我只好解释，北京是很大、很厉害的城市，而且那里有很多外国人。表姐听了哈哈大笑，她建议我带孩子去附近的三源里菜市场逛逛，说那里已经是一个景点了。于是稍做休息，我们就出发了。

因为地处使馆区，为了方便服务各个国家的外籍人士，三源里菜市场有很多世界各国的香料、蔬菜、半成品肉类，等等。有些食材如果不是去国外旅行，可能一辈子都不会见到。比如，国外食育绘本中出现的洋蓟、抱子甘蓝等，都能在这里找到。大宝最好奇的是一个香料摊位上的各色咖喱，在家他只吃过块状咖喱，而绿色的、红色的、黄色的像颜料一样的粉末状咖喱，他第一次见到。

我想，即便那天他俩最终没有真的理解什么是多元化的国际都市，但从三源里菜市场的丰富的货品中，他们会获得强烈的感官刺激，这必然也将和"国际化"这个类型词产生一些深层联系。

3.2 五感全开逛菜市场

上面一节我想告诉大家的是，逛菜市场是一项非常有趣的亲子活动，可以将之当作一场旅行。在我的职业生涯里，有一段当旅行策划人的经历。每一次出发我都会告诉大家，打开所有的感官，才能完美地享受旅行。那么现在，就让我们用旅行的方式，带娃逛逛菜市场吧！

本节你将了解如下内容：

- ❶ 听听吆喝声
- ❷ 菜市场有什么味
- ❸ 五颜六色的菜市场
- ❹ 在菜市场里摸一摸、捏一捏
- ❺ 尝尝菜市场的小吃店

3.2.1 听听吆喝声

◉ 找回消失的吆喝声

小时候住在镇上爷爷家，下坡就是一处集市。每天早上起来，卖各种东西的摊贩都从四面八方赶来，吆喝声此起彼伏。听爸爸说我小时候跟着学了不少，回到城里见人就吆喝两声，"小鲇鱼，真好喝""热乎乎的烤红薯喽"，惹得大家哈哈直笑。

那些充满市井气息的吆喝声，跟味蕾有着千丝万缕的联系。之前看一则电视广告，一出现黑芝麻糊的吆喝声，小孩们就赶紧跑来喝一碗。通过摊贩的吆喝，食物不仅仅是吃在嘴里的味道，也被赋予了更多的情感。

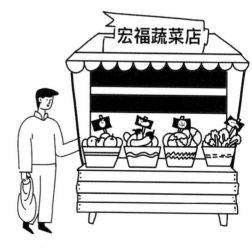

五感全开逛菜市场

111

但现在的孩子很少有机会听到吆喝声了，他们看到更多的是在超市里安安静静推着车选购已经排列整齐的货品的景象，虽然井然有序，但好像缺了点温度。

如果有机会带孩子光顾一下早市，或许还能找回一些消失的吆喝声。大宝、二宝第一次看到别人叫着买菜，觉得新鲜极了。那是老家的早市，各种摊位摆满了整整一条街。看得出来，很多蔬菜是从地里刚刚摘出来的，别看其貌不扬，卖家却自信地大声喊着："哎——菠菜嘞——韭菜，茄子辣青椒，疙瘩白（就是圆白菜），大山药喽！"

大宝、二宝在一旁围观良久，还时不时地学两句，回家后，他们俩还拿出玩具蔬菜，摆在地上现学现卖起来。

◉ 早市就是一出生活戏剧

在学校的食育中，老师通过食物让孩子获得感受生活的能力。孩子都是感官学习者，课堂上学一学期的食物，或许还不如在早市上的一次深度感受。摊贩们的吆喝不一定是他们自己发明的，那些对食材的传统称呼和形容方式，或许经过了几代人的打磨，代表着文化共同体对待食物的看法。

如果愿意和摊贩们就商品攀谈，还有可能学到更多关于食物的知识。因为早市人多且杂，直到二宝2岁，我才和老公带他第一次去早市。当时的他对菜市场的吆喝、我们和摊贩的对话感到新鲜极了，他认真地听，默默地学习。

早教班教动作和表演的老师告诉我，二宝在一次课上，表演了摊贩卖东西的全过程，比如告诉顾客怎么挑菜、称菜、和顾客还价，连最后扫码结账都学得惟妙惟肖。

儿童戏剧理论家认为，孩子的戏剧，是一种过家家的升级版本。在观察、模仿、表演中，他们在逐步丰富对社会的认知。

孩子会充分观察大家庭成员、社区邻里之间的互动，逐步学会如何在群体中交流、博弈、获得及提供帮助。但现在更小的家庭单位让孩子没有机会去观察更丰富的社会角色。而菜市场这个舞台，恰好可以提供丰富的"戏剧"供孩子观摩。如果有机会，一定要带孩子去附近的早市、菜市场转转，引导他们听听摊贩和顾客之间的交流，甚至配合他们扮演角色表演讨价还价等等。

跟摊贩学作文

有些摊贩是销售的天才，他们对蔬菜水果的描述比大作家还要生动。有次朋友向我抱怨，上小学的女儿作文写得干巴巴的，描写蔬菜水果时，除颜色和形状，再不会用其他词汇。

我建议她带孩子去早市跟摊贩学习一下，朋友虽然有点怀疑，但还是带孩子去了。两周后她告诉我："去惯了超市，真不知道蔬菜水果还有那么多区别，那么多形容词，土豆也分沙的、面的、哏的，藕竟然也有面和脆之分。"

就像前文提到的，摊贩的叫卖说辞并不一定出自他自己之手，可能来自几代人传统经验的积累，其中透露着真实的生活味道。为什么我们写吃的东西，词汇贫乏到只会写"好吃"，而蔡澜先生就能写出"上等芦笋有阵幽香，细嚼后才感觉得出"这样的词句，原因之一可能就是蔡澜先生喜欢整日厮混在菜市场中。

3.2.2　菜市场有什么味

小孩子常常都不大喜欢吃蔬菜，尤其是那些闻起来很"特别"的蔬菜，比如芹菜、香菜、韭菜。生物科学家告诉我们，这一方面是因为孩子的味觉确实敏感，另一方面是这些"刺激气味"是蔬菜本身的一种自我保护方式。

我家的两个小子，相对其他孩子而言，更能够接受这些奇怪味道的蔬菜。即便是较小的二宝，也能吃下去几个香菜馅馄饨。这可能是经常接触没有经过处理的蔬菜，对味道比较熟悉的缘故。

很多幼儿园现在会开设这样的食育课，课上给孩子一些味道重的蔬菜去闻，然后再动手做成好吃的饭菜，帮助孩子慢慢接受这些蔬菜的味道。开展蔬菜嗅觉教育的最好场所，菜市场当之无愧。

◉ 蔬菜的味道有什么秘密

在《蔬菜教室》一书中，日本筑地私厨的店长、"蔬菜专家"内田悟先生写道："挑选蔬菜的第一步是拿起来闻一闻"，他认为蔬菜的气味能够体现出它们的生长过程。

作为一个健康管理师，蔬菜和菌类的气味对于我而言，还代表着它们的营养信息。很多闻起来非常刺激的食材，都"身怀绝技"——对宝宝的营养均衡十分有益。

大宝2岁时很讨厌吃香菇，甚至连炒菜"香菇油菜"中的油菜，也一并拒绝。老公说那是因为干香菇的香味对孩子来说太刺激。我告诉他，香菇有这样的味道，完全是为了防止自己被吃掉，因为它太有营养啦！

营养学的研究显示，香菇中的维生素D含量比大豆还要高出20倍，而这种维生素恰恰可以让钙更好地吸收，帮助孩子长得更高。

第二天去菜市场时，我就让大宝自己去挑选"好闻的香菇"。大宝一个摊位一个摊位地闻过去，原来难闻的香菇，好像也没那么讨厌了。然后，我又带他去干货区，让他闻了更浓郁的干香菇的味道。最终，大宝慢慢接受并喜欢上了香菇。

◉ 菜市场的感统教育

很多家长近几年可能听过，早期教育里的感觉统合教育（简称感统教育）。简而言之，由于现代儿童远离自然，生命早期感官体验缺乏，导致了诸如平衡感差、注意力不集中等问题，专业老师通过各种训练，帮助孩子充分开发感统能力。这种训练的本质，其实就是训练人和五感、大脑神经中枢的相互作用。

我有位朋友恰好一直在推广感统教育。看了他给我的资料，我问："为什么没有嗅觉训练呢？"他才恍然大悟，他只是关注看到什么、听到什么、摸到什么，却独独忘了对宝宝小鼻子的训练。

而在我家的菜市场之旅中，二宝从几个月大就开始了关于味觉的感统训练。我一边采购三餐所需要的食材，一边教孩子认识蔬菜，经常随手拿起一个青椒递给背凳上的二宝，告诉他："这是青椒",再放到他鼻子前让他闻闻。和只能看识图书上的卡通图片相比,这样的认知过程充满蔬菜的芬芳,宝宝的记忆将更加深刻立体。

◉ 闭上眼睛猜猜是什么

两个孩子长大一点,我就开始探索嗅觉更神奇的部分。你有没有试过站在菜市场的某个角落深吸一口气,辨别周围都是卖什么东西的摊位?可能有人会说,只有犬类才能拥有这样的鼻子吧!但如果你肯开始尝试,并多试几次,你会发现我们人类也可以,孩子尤其是这方面的高手。

大宝站在那里闭着眼睛闻,不停地告诉我,"妈妈,我闻到了韭菜味……妈妈,这是鱼的味道……妈妈,那边是不是有豆腐?……这个游戏打开了大宝的"嗅觉通路",无论在吃饭,还是在大自然中玩,他都会忍不住闭上眼睛先闻闻。我并不认为这是无关紧要的事情,恰恰相反,我认为,能主动用嗅觉去感受世界,是事关幸福感受力的重要能力。

文学大师普鲁斯特在《追忆似水年华》的开篇,用各种各样的味道描述了自己的回忆,也成了意识流写作的先驱。

孩子拥有这样的能力,就能从更加丰富的层面去感受和体验生活,他的生命自然更加丰满。这也是我们对孩子进行食育的深层次的目的。

3.2.3　五颜六色的菜市场

都说艺术来源于生活，在我这样一个美食爱好者的眼里，菜市场也可以当作画廊来逛。还记得那位将蔬菜以不同色彩排列的大叔吗？大宝、二宝关于颜色的第一次深度认知，就发生在他的菜摊前。

兄弟俩站在菜摊前，二宝指着生菜说："我喜欢绿色。"大宝则拿起一根黄瓜说："这才是真正的绿色，你那个是浅绿。"他们一边说，一边找其他绿色，结果找出了五六种不同的绿色。

◎ 大自然的调色盘

在菜市场能看到的菜大多是植物的叶子、根茎和果实。叶子为了完成光合作用，给植物提供养分，必须拥有大量的叶绿素，因此油菜、菠菜、莜麦菜全都是绿油油的。根茎埋在土里，所以颜色都很朴实，虽偶尔有类似紫薯这样的异类，但大部分都是呈大地色。果实的颜色就丰富很多了，红橙黄绿青蓝紫，都能找得到。说蔬菜摊是大自然的调色盘，一点也不夸张。

甚至有许多颜色就是根据蔬菜来命名的，比如茄紫色。两三岁的宝宝正处于色彩敏感期，还有什么地方比菜市场更适合给宝宝艺术启蒙呢？

◎ 看颜色知营养

除了带孩子欣赏大自然赋予蔬菜的种种色彩，作为一个健康管理师，我在买菜时，还会教他们通过颜色来了解蔬菜的营养成分。

（1）红色蔬菜的茄红素、辣椒红素

二宝最喜欢吃番茄，去年我在阳台上种了一棵小番茄。有天我看二宝待在阳台不出来，就悄悄地观察他。他发现了花盆里刚刚结出来的青色番茄果实，伸手摘下来，放进嘴里。我强忍住笑，看他一脸苦涩地把番茄吐了出来，哇的一声哭了。

我一边安慰他一边说："番茄要红了才能吃，青色的番茄还没有准备好给你吃哩。"番茄的红色，源自它为了保护自己的种子不受紫外线的伤害而产生的茄红素。在还没有人类的漫长岁月里，番茄需要小鸟将种子带到远方生根发芽，而小鸟最容易识别的颜色就是红色。番茄变成红色，仿佛在告诉小鸟和动物："我已经准备好将种子传播出去啦，快来吃我吧！"

让番茄看起来红彤彤的茄红素，对宝宝来说，也是非常有益的抗氧化成分，能消除他们身体中过剩的活性氧。常吃番茄的人，不但精力充沛，皮肤状态也非常好。

（2）橙色蔬菜的胡萝卜素

带孩子了解各种食物的营养时，可以跟他们做个小游戏。比如，你可以问问孩子，橙色（或黄色）的蔬菜有哪些？如果他答不上来，那就该带他去菜市场好好转转了。

橙色蔬菜，除了我们第一时间能想到的胡萝卜，还有南瓜、黄色灯笼椒等等。和茄红素一样，橙色蔬菜中富含的β胡萝卜素也属于类胡萝卜素。β胡萝卜素在胡萝卜还没有成熟的时候，遍布于植物的各个部分，但随着胡萝卜的成熟，这些营养元素就被锁定在果実里了。经常吃胡萝卜，可以降低胆固醇、抗过敏，还能防紫外线。

（3）绿色蔬菜的叶绿素（叶黄素）

为什么大部分植物会是绿色的呢？因为植物需要将太阳的光线转化为自身的能量，叶绿素能帮植物做到这一点。我们吃下那些绿叶菜的同时，叶绿素也被吃下去了。

家长常常告诉孩子，多吃蔬菜会变得更健康，却说不出来为什么叶绿素会帮到我们。一篇发表在营养学刊物 *Fitness Magazine* 上的文章指出，叶绿素或许能够增加人体内红细胞的数量和质量，可以在一定程度上帮孩子补血。

（4）紫色蔬菜的花青素

如果说番茄的红色是面对紫外线的保护色，那么，茄子的紫色就是一种更强大的保护力量。用大宝的解释就是：红得发紫。这种物质不仅能保护茄子，还能帮助孩子缓解眼部疲劳和改善视力，它可以促进视网膜紫质的再合成。

让蔬菜的魔法属于你

在粉丝们发来的私信中，辅食喂养期的妈妈总会问我，孩子不爱吃菜怎么办。因为看到大宝、二宝大口吃菜的视频，大家都觉得我一定有什么好方法。事实上，我只是告诉他们："蔬菜有四种颜色的魔法，你只有完全搜集并且吃下去，这个魔法才能属于你，你才能用魔法长大，妈妈也是这样才长大的哦！"

对孩子而言，复杂的营养学常识远不如将蔬菜分为四种颜色的魔法来得更直观。我每天早上去菜市场前撰写的食谱，两个孩子都会积极地检查，里面是否包含齐这四种颜色的蔬菜。如果缺了哪个，他们会抗议："没有紫色的蔬菜魔法噢。"吃饭时，他们也会乖乖地将五颜六色的蔬菜吃光。

3.2.4　在菜市场里摸一摸、捏一捏

育儿专家建议妈妈们，在宝宝几个月时，给他们买一些触摸书、触摸球，以便让孩子充分感受各种触觉刺激，促进大脑的神经元活跃，帮助发展情绪调节能力和精细动作能力。

这些触觉训练在生活中随处可见，未必一定要有触摸书。比如菜市场就能提供给宝宝丰富的触觉感受。带宝宝去菜市场，不光要听听吆喝、看看蔬菜的五颜六色，还要让宝宝亲自动手去摸摸捏捏。如果经常和蔬菜打交道，触觉就会发展得非常敏感。不同的手感，有时候代表着不同的口感。

上学时，妈妈让我买番茄，我常常跑到蔬菜摊，急匆匆拿起三五个就回家交差。结果免不得被妈妈一顿说，要么嫌番茄太硬了，要么嫌它太软。如果做番茄炒蛋，要用稍微硬一点的番茄，如果给面条打卤，软一点的番茄更合适。而这种区别是很多年后，我带孩子逛菜市场后才深刻体会到的。

对于宝宝也是一样，起初他们只知道黄瓜摸起来扎扎的，洋葱表面有好多层薄薄的皮，番茄表面光滑可爱，胡萝卜有细小的胡须，毛豆毛茸茸的，豆角表皮摸起来涩巴巴的……等逛菜市场成了

习惯，即便像大宝这样 4 岁的孩子，也能从不同的触感，判断出这个蔬菜是否好吃。有一次，他站在原地摸了豆角很久，抬头对我说："妈妈，这个豆角少了一个豆。"惹得我和老板哈哈大笑。

需要注意的是，在带孩子去菜市场和蔬菜亲密接触前，爸爸妈妈最好能提前跟孩子强调一下社会礼仪。比如，不要去摸不买的菜，如果想拿起来看看要先询问一下摊主；要自己带购物袋，这样更环保。

3.2.5　尝尝菜市场的小吃店

虽说菜市场没有超市凉快、干净，但这里的鱼腥味、豆腐味、瓜菜味、烧饼味，配上摊主的吆喝声、卖鱼档水槽的哗啦声，真让人心生暖意。带孩子逛菜市场，遇到门庭若市的小吃店，不妨也带孩子尝一尝。因为这些"小档口"中，往往藏着一个城市的灵魂美味，也算是对孩子乡土意识的一种建构。

清爽菜市场美食

牛油果虾仁薯片沙拉

食材：牛油果、黄瓜、芒果、虾仁、沙拉酱（或酸奶）、土豆。

备料：土豆切片，放入烤箱烤成薯片，加盐调味；牛油果取出果肉切成丁；虾仁用水煮熟；黄瓜、芒果切成丁。

制作：

1. 所有的丁都放入玻璃碗中；

2. 加入沙拉酱（或酸奶）搅拌均匀；

3. 让孩子帮忙将拌好的沙拉舀到薯片上。

薄荷番石榴猕猴桃汁

食材：番石榴、猕猴桃、蜂蜜、薄荷叶。

制作：

1. 番石榴切成长条，让孩子帮忙用小勺舀出猕猴桃果肉；

2. 蜂蜜用温开水稀释；

3. 将番石榴和猕猴桃果肉，连同蜂蜜水放入料理机打成果汁，倒入杯中，用薄荷叶装饰。

04
Chapter

第4章

下厨房，做实验

　　从菜市场收获满满，接下来就要在厨房里"大显身手"了。然而，在大多数父母心目中，厨房是孩子的禁忌之地，他们做饭时孩子能离多远就离多远，到了吃饭的时间，乖乖在餐桌旁边等待就好。

　　但在家庭食育中，带着孩子一起做饭，是必不可少的环节。通过这一环节，孩子能够更直接地认识食物，了解食物的制作过程，理解爸爸妈妈做饭的辛劳。

4.1 把厨房设计得适合宝宝

设计厨房时，建议父母提前考虑孩子的实际需求，比如厨房危险物品的安排和收纳、餐后是否方便孩子帮助清洁等。

下面我们就来看看"食育厨房"的改装方案吧！

本节你将了解如下内容：

- ❶ 操作台该如何设计
- ❷ 关于水、电、火的建议
- ❸ 厨房危险物品的收纳
- ❹ 餐后便于做清洁工作的安排

4.1.1 操作台该如何设计

厨房操作台的高度一般是按照大人的身高来设计的，根据人体工程学原理，操作台高度一般为0.8～0.9米。一般来说，2岁左右的孩子差不多就能够着了。如果想让孩子能在操作台上自由操作，安全地完成爸爸妈妈交代的厨房任务，还真得花点心思设计一下。

◉ 空间足够的情况下

若家里空间足够，可以为孩子在离厨房不远的地方安排一个独立的操作区域。这个操作台的设计要合理，能放得下孩子帮厨所需要的厨具，比如小案板、安全刀具、擀面杖等。

让宝宝拥有一个独立操作区域，也方便孩子学会整理自己的小空间，井井有条地安排每一件物品。要知道，在蒙氏教育中也提到，厨房教育是必不可少的一部分。

◉ 空间不足的情况下

如果家中空间不足也不要紧，可以在原有的操作台上开辟出一块属于宝宝的区域，并给他准备安全的高凳，或者宝宝专用的厨房梯子。在日本，孩子专用的厨房梯子可以调节高度，随着孩子身高的变化进行调整。梯子的两旁装有隔板，不用担心孩子摔落。这些梯子也可以用在生活中的其他地方，比如帮助孩子够着洗手台，或够到放在高处的绘本。

不必因为空间不够而烦恼，因为孩子和父母在同一个操作台上操作，好处也有很多。一方面，孩子可以更直观地了解到真实的烹饪过程，妈妈做饭时也方便给宝宝讲解；另一方面，和孩子同一个操作区域，妈妈可以及时发现并排除安全隐患。

💡 **Tips：**

父母应注意让宝宝远离烹饪的区域，以免被锅中的油或蒸汽烫伤。

4.1.2　关于水、电、燃气的建议

烹饪时，水、电、燃气是不能缺少的三要素，同时又是十分危险的三种存在。在厨房要保证孩子的安全，记得提前告知他们关于水、电、燃气的正确使用方法。

⬭ 水：学会控制水量

孩子对于水的兴趣，相信妈妈们都有体会。无论何时何地，只要有水，孩子会马上投入到玩水的游戏中。但在厨房，用水要适可而止。刚开始交给大宝洗菜的工作时，他常常忘了自己的主要任务，我炒完菜回头看他，整个水池里都是水，他已经玩嗨了。

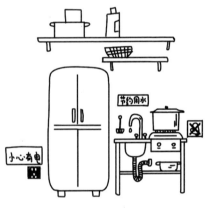

告知孩子水、电、燃气的正确用法

因此，让宝宝帮忙洗菜、洗碗前，父母一定要先演示一遍用水的正确方式。比如，如何使用水龙头控制水量、洗完及时关闭水龙头等。如果依然担心孩子控制不好水量，也可以把自家水阀的出水量调小一些。

让孩子对水有认识，并能理解水的真正作用是什么，明白应

该如何正确用水。让孩子在安全用水的同时，明白节约用水的重要性。

⊙ 电：学会使用电器插座

在现代家庭的厨房中，通常会有很多厨房电器来辅助烹饪，比如微波炉、烤箱、料理机、电磁炉等。如果装修时没有安排妥当，很可能因为电器的电线太短，而插孔又太少，只能用插座连在一起，这对于孩子来说，存在很高的风险。

因此，在进入厨房前，父母要告诉孩子插座的正确使用方法。可以为孩子讲解什么是电、电是怎么来的，以及若操作时的注意事项等，如使用插座时，双手和插座都要保持干燥，不能把尖锐的东西插进插孔里等。

在用电方面，父母最常做的一件事情就是冲孩子大喊："别动！""别碰！"父母的良苦用心可以理解，但是这样的做法却会让孩子越发对电产生兴趣，趁父母不注意时，他们就极有可能带着很大的好奇心去"研究"一番。

为避免这种情况发生，提前做好用电知识的普及，让孩子了解电，一定程度上打消他们的好奇心。

⊙ 燃气：了解"火"，明白"烫"

通过燃气灶的火来让孩子认识明火和温度，是一个很好的途径。通过调节火量，让孩子认识什么是小火、中火、大火，以及做饭的哪个环节或者食材需要哪种火量，等等，如果常常带孩子下厨房，这是他们必须知道的。

为防止孩子在好奇心的驱使下，伸手碰燃气灶的火，或者触碰余温尚未散去的电磁炉的面板等，还得让孩子知道什么是"烫"。可以找机会让孩子碰一下比较烫又不会伤害孩子的物品，这样可以使他对"烫"有一定的概念。知道疼，在一定程度上就会产生畏惧心理，但也不能让孩子过度害怕而拒绝参与到厨房的"工作"中来。

选择具备安全锁，也就是按压三秒后才会有火的燃气灶，并教会孩子如何使用燃气。

水、电、燃气固然危险，但是下厨房一定要用到的。让孩子知道危险，才是保护他们的最佳方式。

4.1.3　厨房危险物品的收纳

即便父母乐意孩子参与厨房"工作"，但他们也总会说"别碰这个，危险"等惊悚吓人的话。久而久之，可能使孩子对厨房的恐惧要大于兴趣。与其这么做，不如像带孩子参观博物馆一样，引导他们了解厨房里的危险物品。

◎ 刀具

一个厨房总会有各种不同的刀具，有切生肉的，有切水果的，有切蔬菜的，还有削皮的，等等。每一种刀具都有共同的特点——锋利。可以带孩子进厨房为他们演示，土豆是如何被切成小块的，生肉是如何变成肉块的⋯⋯这样做的目的，和带孩子了解水、电、燃气是一样的，明白危险才能更好地保护自己。

当然，千万不要有孩子只要了解了就万无一失的想法。如果因此随意摆放刀具，不进行安全的收纳，肯定是不行的。"小神兽们"惊人的破坏力和好奇心总会让父母措手不及，当然，也许有时候是不小心导致的伤害。

所以，请准备专门的刀具架，并且放置在孩子轻易触碰不到的地方。每次使用完之后，都能及时清洗归位。如果是宝宝自己的安全刀具，可以放在他们能自己拿到的显眼的地方，这样可以减少孩子为了拿到自己的物品而触碰到其他危险物品的概率。

◉ 厨房重物的收纳

厨具的收纳很有讲究。像我这样热爱厨房的人，光是锅，如煎锅、炖锅、电压力锅，和现在流行的珐琅锅、玻璃锅等，就得堆满一个柜子。有次去拜访朋友，发现她把锅都放在了架子上。如果家里有孩子，可千万别这样收纳，这些锅一旦滑落摔下来，或者宝宝不小心碰倒，很容易造成危险。

在设计厨房的时候，把重物收纳的位置放得稍微低一些，常用的物件放在下面，不常用的炊具可以考虑放得高一些。想让宝宝自己学着煮东西，可以选择适合的炊具。现在市面上能找到很多儿童专用的小炖锅、煮锅和不粘锅，它们分量适中、大小合适，颜值也高。但在孩子操作的时候，父母需要在一旁陪伴着，不过多参与，只是保证孩子的安全。

4.1.4　餐后便于做清洁工作的安排

一餐饭结束之后，谁洗碗往往是家中的"重要课题"。如果你的孩子也4岁了，这项工作完全可以交给他完成。这也是教会孩子做事有始有终，做自己力所能及的事情的好机会。

让孩子收拾餐桌和洗碗，不仅能锻炼他们的动手能力，还能让他们真正明白什么才是珍惜粮食。每天念100遍"锄禾日当午"，也不如让孩子亲身感受粮食被倒掉的可惜。

先把餐桌上的餐具分类收到洗碗池中，再用抹布擦干净桌子，然后用扫帚、簸箕清洁地面……整个流程下来，孩子就会明白吃饭应注意餐桌礼仪和卫生，不要把饭弄得到处都是，否则之后的清洁工作会比较繁重。

也可以把常用的清洁工具，比如抹布、扫帚、簸箕等，放在孩子能够得着地方，引导他们逐渐学会配合父母做餐后清洁的工作。也可以给孩子准备儿童专用的清洁工具，让他们用得更顺手，更有信心和乐趣。

不少孩子喜欢洗碗，毕竟又可以名正言顺地玩水啦！建议先让孩子练习如何清洁自己的餐具，或是完成冲洗的工作。如果孩子想帮忙洗碗，父母可以挑一些不容易摔碎的餐具让孩子练手，等他的手足够大、抓握力足够好了，再让他挑战清洗常规餐具。

厨房设计是否合理，是否把孩子参与厨房"工作"的成分考虑进去，从长远来看，会直接影响到孩子对厨房的兴趣和热情。有的妈妈说，我又不希望孩子将来成为一名厨师，干吗做这些？这样的想法有些偏激，下厨房是一个人应该具备的基本技能，能照顾好自己的胃，才能有个好的身体以应对未来的挑战。更何况，小时候经常出入厨房帮忙的孩子，长大之后会有一颗仁爱之心，会更加珍惜食物和懂得生活。

4.2 厨房安排好，小宝宝也能帮忙

记忆中，每次妈妈出门买菜回来的时候，总是拎着大包小包，不知从何时起，我总会一个箭步冲过去帮她拿东西进厨房，然后一个一个拿出来看，看妈妈都买了些什么好吃的。

我清晰地记得，大宝2岁的时候，我买菜回来把一大堆菜放在地上去洗手。等我洗手回来的时候，看到坐在一堆蔬菜中间研究着的孩子，仿佛看到了小时候的自己。大宝饶有兴趣地拿着一个带着泥的胡萝卜看来看去，不时地抠一抠、闻一闻。我从孩子的眼睛里，看到了他对食物的兴趣和渴望，那是人类的本能，是一种想要了解食材、接触食材的天然情感。

所以，当我们准备做一顿饭的时候，是不是应该让孩子也参与其中，把做饭的流程设计得也能让孩子大展身手呢？

本节你将了解如下内容：

❶ 超市是宝宝的第一学习基地
❷ 宝宝在帮厨的时候，能做的事情
❸ 帮厨对宝宝的重要意义

4.2.1　超市是宝宝的第一学习基地

在家庭硬件设施准备好的情况下，就可以带孩子开始真正的食材发现之旅啦！做饭的第一步是去市场挑选需要的食材。这也会是孩子最喜欢的一个环节，既能出门逛街，又能亲自看一看、摸一摸食物本来的模样。第一次带宝宝去买菜，建议以超市为首选。

菜市场固然品类繁多，孩子能够接触到更多的食材，但随之而来的是复杂的人群和未经处理的原材料。一个综合菜市场并不仅仅卖菜，除了蔬菜区，它还有熟食区、海鲜区、家禽区等。它的优势是种类繁多，劣势是不太适合年龄太小的孩子。

宝宝年龄小、抵抗能力差，在人群较为复杂的环境中容易被细菌感染。因此，最好能选择简单一些的购物环境，那里空气流通，各区域划分明显，而且不杂乱。宝宝只要先了解和认识蔬菜本来的模样就好，以后随着年龄增长，再选择去综合菜市场也是可以的。

◉ 让宝宝认识蔬菜

一般超市将蔬菜分成两种，一种是精细处理过的，用保鲜膜包裹起来；另一种是分类散放在蔬菜区，供人们自由挑选的。将购物清单中宝宝可以自己挑选的食材选出来，像黄瓜、番茄、胡萝卜等颜色鲜艳、方便抓取、常见的，就可以交代给孩子完成采购。

比如胡萝卜，有不少超市都会在价目签上直接标示为"带泥胡萝卜"。这种胡萝卜看起来脏脏的，孩子却很喜欢。记得有次带孩子们去超市买菜，哥俩站在一堆泥胡萝卜面前，饶有兴趣地拿着看了又看。被泥土包裹的胡萝卜显得那样迷人、质朴和原生态，仿佛向人展示着它们还在地里的样子——生机勃勃，向阳而生。

选了几个带泥胡萝卜之后，哥哥又看到了被保鲜膜包着的干净胡萝卜。他皱着眉说："这些胡萝卜被包起来好可怜，一点都不自由，我还是喜欢那些带泥的胡萝卜。"在孩子的世界里，他们也许本来就喜欢本真天然的东西，并不会觉得脏，觉得难处理。但大人为了料理起来简单，常常会选择看起来干净不用过多处理的食材。

◉ 在超市感受蔬菜的本真

既然已经带孩子到了超市，妈妈就要做好让孩子自己挑选的准备，切莫再大喊大叫，担心孩子弄脏衣服、弄脏小手、把货物推倒在地上……妈妈可以在一旁做好监督引导工作，但别随意制止孩子的触摸行为，否则就失去了带他来超市的意义和目的。

当宝宝的小手抓住黄瓜了，可能会立刻把手收回，因为他会感受到黄瓜上的小尖刺；当宝宝摸到光滑的番茄时，可能会因为手掌不够大，番茄从手心滑落，此时他的内心一定是既欣喜又惶恐的，欣喜的是感到光滑的手感，惶恐的是摔坏番茄被妈妈责骂。

琳琅满目的各式绿叶菜让孩子大开眼界。看看大白菜、包心菜、娃娃菜的区别是什么，生菜、茼蒿、莜麦菜又该怎么挑选……对于不喜欢吃蔬菜的孩子来说，这样的体验尤其重要，也许在观察、挑选、触摸的过程中，孩子会突然对某种绿叶菜产生兴趣，并想尝尝它的味道如何。

4.2.2　宝宝在帮厨的时候，能做的事情

从超市归来的路上，可以和宝宝聊一聊刚才采购的过程，或者回家后大家要如何分工，听听孩子的意见，他想要帮助爸爸妈妈做什么工作。大宝4岁的时候，会主动提出帮忙切菜、打鸡蛋。在厨房里，宝宝们能做的事情具体有哪些呢？

◉ 清洗环节

这是孩子相当喜欢的一个环节，既能玩水，又能帮忙。给他一个沾满泥土的胡萝卜，让他配合着水流把泥土冲洗干净，当一根"崭新"的胡萝卜出现在眼前时，孩子会发自内心地快乐。

给宝宝准备好洗菜盆，穿好防水衣或者穿上小围裙，找一个安全的地方，让他安静、认真地享受清洗的过程。

在孩子清洗蔬菜之前，需要提前沟通好要节约用水，清洗控制力度，不要把蔬菜撕碎弄烂等。

◉ 处理食材：切菜

给宝宝准备好他用的小案板、安全刀具，就完全可以让宝宝参

与到切菜环节。相信我，孩子会给你一个大大的惊喜。

当初我和我老公也很抵触让孩子帮忙切菜。一来担心他们伤到自己，二来觉得孩子肯定无法切成我们想要的形状。对于在做饭方面有强迫症的人来说，是比较难接受本来需要土豆片，却被切成土豆块的结果的。

但为了孩子，或许你可以克服一下自己的心理障碍，给孩子发挥的空间和时间。当他能够熟练自如地使用安全刀具之后，也许就能按照要求，切出来你需要的模样呢！

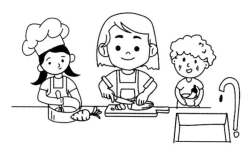

让孩子参与烹饪环节

◉ 混合食材：搅拌鸡蛋

搅拌鸡蛋，是孩子完全能够参与进来的一项"工作"。曾经有个妈妈发私信说自己做饭时，3岁的孩子一直在旁边捣乱，不是拿蔬菜出去玩，就是拿熟肉吃。正好她准备打鸡蛋，孩子就吵闹着要看。她索性把打在碗里的鸡蛋给了孩子，说："那你去打吧，把它们搅拌均匀。"

孩子拿着打蛋器和鸡蛋碗瞬间安静下来，学着妈妈的样子开始搅拌。这并不是一项多么复杂的工作，没一会儿，孩子就把蛋清和蛋黄完美地融合在了一起，宝宝自信地问："妈妈，我还可以帮你做什么吗？"

○ 处理食材：撕碎

在带两个孩子玩转厨房的过程中，我发现除了玩水，捏烂食物也是孩子们喜欢的工作。比如小葱拌豆腐、番茄炒鸡蛋等简单的菜品，需要把豆腐和番茄提前处理一下。把豆腐放在食品袋里面，让宝宝肆意揉捏；番茄也一样，并非一定要切好后才能用来做饭，可以把番茄掰碎。给孩子发挥的机会，让他们最大可能地参与到烹饪中来。

4.2.3　帮厨对宝宝的重要意义

让孩子下厨房，从各个方面来说，都有深远的意义。家长嘴上说让孩子离厨房远一点，但自己在厨房忙碌的时候，又会嫌孩子一点忙都帮不上。要知道，任何一个孩子在起初都是对厨房充满兴趣的，是父母关上了他们进入厨房的大门。

鼓励宝宝在小时候就参与到厨房的"工作"中来，是家庭食育的核心。真正付出劳动，感受辛苦，方能明白一桌饭菜的意义。这对孩子的发展，有很多好处。

（1）培养专注力和训练精细动作。宝宝能够"堂而皇之"地在厨房"捣乱"，不用再担心父母的责备。在孩子洗菜、切菜的过程中，你会看到原本满地乱跑的孩子瞬间变得安静，这对提升孩子专注力是很有助益的。

这些厨房"工作"无一例外，都需要很强的动手能力。因此，让孩子进厨房帮忙也是在训练他的精细动作。把包菜撕下来，需要手指和手腕配合用力；切菜的时候需要手眼配合，做到协调；把鸡蛋打散要求手部力量适中，不能打到碗外面……

（2）增进亲子关系。吃饭前，爸爸妈妈在厨房里忙忙碌碌，孩子在客厅玩耍等待，看起来是一个家庭的生活常态，但却失去了建立亲密的亲子关系的机会。当父母配合着孩子洗好蔬菜，耐心地教他如何把香菇切成片，并一起呈现在餐桌上时，这种与孩子的亲密连接，胜过带他们去100次游乐场。

在一起做饭的过程中，父母和孩子的沟通与交流很有特点。这种沟通与游戏和亲子共读时的交流是不一样的，更务实。孩子参与了将食材变成美食的过程，通过父母的指导，既掌握了烹饪的秘密，又与父母加深了情感连接。

（3）健全人格。从小下厨帮忙，会对食材有概念、有情感，同时理解父母做出一道好吃的料理需要花费多少心思。这些概念无形中都会融入孩子的思维，使他更懂得珍惜，更明白食物的来之不易，甚至对拥有一个健全的人格、拥有良好的教养和性格，也有影响。

现在大家都过于重视孩子的智力培养，其实在孩子的人生长河中，拥有健全的人格才是至关重要的部分。我想，在所有教育中，只有食育能够完整贯穿孩子的一生。家的味道，就是食物的味道，是一个人心底最温暖和柔软的部分。

4.3 让孩子参与美食制作

学龄前的某个阶段，你会发现孩子突然对烹饪兴趣大增。针对这种兴趣，玩具商开发了各种切切乐、模拟厨房玩具等。有一次，二宝跑过来对我说："妈妈，我给你做个早餐吧，你想吃什么呢？"我考虑了一下，点了一份三明治以后，他马上跑去自己的小灶台，煞有介事地开始准备食材。

当二宝把准备好的三明治放在餐桌上，并且摆上餐具喊我吃饭的时候，我突然有了一种"老有可依"的感觉。我对他说："让我们做个真的三明治吧！"

为什么不能让孩子参与到真实的美食制作中呢？担心孩子把厨房弄得乱七八糟？担心因为孩子的参与而延长了做饭时间？还是不相信自己能控制住孩子在厨房的表现呢？

其实，只要做好进入厨房前的准备工作，这些都不是问题，反而厨房会因为孩子的参与而变得更具有人情味。

本节你将了解如下内容：

❶ 设计亲子食谱的原则

❷ 食物的造型艺术

❸ 能和孩子一起做的美食

4.3.1　设计亲子食谱的原则

既然准备让孩子参与美食的制作，就得考虑孩子的需要认真设计一下食谱，而非按照自己的做饭方式。因为在你的既定模式里，也许能让孩子真正体验料理的机会比较少；再加上有些食物的处理比较复杂，如果孩子做错并被父母纠正做法，则很难体验到烹饪的乐趣，也丧失了带孩子下厨房的意义。

下厨房，对于孩子而言，有很大的"游戏"成分在其中。在开始这个真实的"游戏"前，需要设计亲子食谱。在设计之初，请遵循以下几点原则。

（1）选择应季、当地食材。在考虑能做什么料理的时候，首先应该想到的是食材问题。有些妈妈给孩子做饭时总是百般挑剔，食材买进口的不买国产的，无论多贵，只要给孩子吃，都舍得买。但在设计亲子食谱时，建议选择当季、当地的食材。应季的食材新鲜，保证原汁原味；当地的食材适合孩子的肠胃，也方便孩子了解当地风土，熟悉食材的属性。

（2）食材容易获取。虽然现在购物很便利，只要想要，全世界的食材都能采购到。但在设计亲子食谱时，建议选择容易获取的食材。一是能够尽快满足家庭做饭的需求；二是能带孩子出去采买，直观地认识食材；三是经济实惠，即使被孩子搞得乱七八糟，也不会很心疼。

（3）备料环节简单，缩短烹饪时间。任何一道美味，对于孩子而言，如果缺失了制作环节，都将变得索然无味。把备料环节准备得简单一些，尽可能多地让孩子参与进来。当你听到孩子在一旁急切地问"我还能做什么呢"的时候，是不是能感受到孩子做饭的热情呢？烹饪时间也要尽量快，别让孩子等待太久。

亲子食谱要设计得既能保证孩子的高参与度，又能满足孩子的营养需求。

4.3.2　食物的造型艺术

不少妈妈都发现，同样的米饭，盛一碗孩子就吃不了几口，但如果用甩饭器做成球状，孩子就能吧嗒吧嗒吃下不少。是啊！人是视觉动物，同样的食物换个形状，就能吸引孩子的注意力了！

不少孩子偏食、挑食，和第一次接触食物造成的不良感受有关。当孩子第一次接触食物的时候，无论是从味觉还是从视觉、触觉上感到不舒服或不喜欢，都可能拒绝尝试。

下厨房能让孩子充分运用自己的五官感觉，使触觉、嗅觉、味觉、视觉及听觉得到训练和发展。一道料理颜值高，再加上是孩子亲手制作的，必然能触发孩子对食物的兴趣。

◉ 使用模具

妈妈可以在厨房里准备一些方便孩子操作的模具，比如可以压出来数字、小动物、英文字母等的模具。适合使用模具的食材，主要是以胡萝卜等根茎类植物为主。妈妈可先将其切成厚片蒸熟后凉凉，然后让孩子用模具进行压制。

孩子在使用模具的过程中，看着本来没什么特点的食材在自己的"魔法"下，变成了小白兔、小狗、小熊的模样，可比在早教中心做手工或者在淘气堡玩"过家家"来得过瘾。

◉ 给食物造型

没有准备模具也不要紧，孩子可以参与的方式还有很多。只要相信他的创造能力、想象能力和动手能力，就能让他在厨房里一展身手。

家长可以把一些食材，比如土豆、紫薯、红薯、山药等蒸熟，交给孩子任由发挥。准备一个不会打碎的碗，还有捣棒，或者勺子，让他把蒸熟的食材压成泥状，然后用自己的小手像玩橡皮泥或者太空沙一样，把食材捏成喜欢的形状。

对于稍大一点的孩子，如果能控制好力度，也可以尝试给裱花袋换上不同的口径，体验类似做蛋糕挤奶油的过程。

4.3.3 能和孩子一起做的美食

之所以设计亲子食谱，是为了能让孩子更好地参与到美食的制作中来。也许，设计食谱的时间要比做饭的时间还久。和孩子一起商量可以做些什么，他想吃些什么，对哪种食材感兴趣，是不可多得的亲子时光。

这也正是我们设计亲子食谱的意义所在，拿一份适合孩子的食谱，再带孩子下厨房，就不会出现手忙脚乱的情况了。

我带着孩子一起下厨房已经有一段时间了，尝试过很多美食种类，也有过不少失败的案例。但即使如此，并不影响我们一起做饭的热情。从营养价值、孩子的参与程度以及完成度考虑，我选择了三款可以和孩子一起做的美食，与大家分享。

◉ 制作寿司

如果实在不知道做什么，那就带孩子一起做寿司吧！既可以卷入蔬菜（黄瓜、胡萝卜、腌制好的萝卜条），也可以放入肉类（火腿、培根等），有人还喜欢再铺上一片水果。蔬菜、水果、肉，还有米饭和紫菜，完全可以满足孩子的营养需求。

食材：紫菜、米饭、白芝麻、黄瓜、胡萝卜、火腿肠、腌萝卜条。

工具：寿司帘。

步骤：

1. 淘洗大米。告诉孩子米桶的位置，准备好量杯和容器，清楚说明做寿司需要多少大米，以及淘洗大米的次数（两次就够了）。

2. 清洗食材。寿司的蔬菜基本以黄瓜、胡萝卜为主，这些恰巧都是对孩子来说比较好操作的食材。把水量调整好，准备好洗菜盆，给孩子演示一遍如何清洗。即使是3岁左右的宝宝，也能很好地完成这个工作。

3. 切食材。给孩子准备安全刀具，父母先示范。寿司所需的食材一般要切成长条状的，这对于年龄小于6岁的宝宝来说比较困难，需要考验孩子的手腕力量、持刀的熟练程度，以及直线掌握能力。

4. 准备寿司帘，摆食材。米饭蒸好后放凉，撒一些白芝麻调味，然后在寿司帘上铺好紫菜，取适量大米饭铺在紫菜上，可以用勺子铺，也可以直接让孩子用手铺（虽然有点黏，但孩子却很喜欢）。把米饭全部铺满之后，再把切好的食材码在大米上，卷起来，切成小块。

5. 淋上自己喜欢的酱料。摆盘之后，让孩子选择自己喜欢的酱料，浇在寿司卷上，一道完美的寿司就做好啦。

把过程分解下来，是不是发现，基本上每个环节孩子都能参与进来呢？当然，根据孩子的年龄不同，他们的完成度也不一样。6岁以上的宝宝，在父母的指导下完成第一个寿司制作后，应该就可以独立完成下一个了。但对于年龄较小的孩子，只能把这个过程当成是"游戏"来看待。但无论能否独立完成，孩子吃寿司的热情都不会受到影响哦！

◎ 菌菇土豆浓汤

一到春天，就是妈妈着急给孩子补钙的时候。要知道，菌菇不但能增强孩子的免疫力，还富含维生素D_2，它可以锁住身体许多必要的矿物质，加强骨骼对钙的吸收。

只要在日常的饮食中注意搭配，做到营养均衡，把对孩子身体发育有益的食材做得有滋有味，还用担心孩子缺钙吗？也许一道浓香扑鼻的菌菇土豆浓汤就能解决妈妈的大烦恼。

食材：香菇、洋菇、洋葱、土豆、牛奶、高汤、小葱、盐。

步骤：

1. 蒸熟土豆。洗净去皮的土豆，先切条，再切块，放入蒸锅或者电饭煲中蒸熟备用。

2. 清洗食材。把准备好的食材进行清洗，注意菇类只要简单冲洗就好，若浸泡时间过长，会带走菇类的香气。这些小窍门，在孩子帮厨的时候讲给他听，会给他留下很深的记忆。

3. 备料。把菇类掰成小块，再准备安全剪刀，把洋葱剪成小片，小葱剪成段。这些工作3岁以上的宝宝都能独立完成，只是在剪洋葱和小葱的时候，要看好孩子别揉眼睛。最后把蒸熟的土豆压成泥。

4. 加热高汤，放入食材。大一点的宝宝，可以尝试学着自己打开电磁炉或者燃气灶。等待高汤煮沸之后，逐一放入准备好的食材，煮10分钟左右，撒入盐调味。

5. 加入牛奶，撒上葱花，一道美味就完成了。

这道美食的食材简单，容易准备，而且口感浓郁鲜美，营养价值极高，即使不喜欢吃菇类的宝宝，在亲自参与制作的情况下，也会对做好的美食垂涎欲滴哦！

橙汁烤鱼

孩子都喜欢酸甜口味的食物，这道橙汁烤鱼的颜值高，又有让人欲罢不能的口感，还能提供人体所需的维生素和蛋白质。

食材：橙子、苹果、无刺鱼肉、坚果、柠檬皮、砂糖、盐。

步骤：

1. 烤鱼。把无刺鱼肉撒上盐，放入烤箱中，180℃烤6分钟，拿出备用。可以让孩子了解烤箱的工作原理。

2. 处理橙子。将橙子一分为二，挤出橙汁，取出橙肉（保留橙皮盅状），加入砂糖调味。分橙子对于孩子来说有些挑战，可以挑选个头较小的，方便孩子抓握。挤橙汁的时候可以用叉子来操作，提醒孩子注意力度，避免伤到自己。

3. 备料环节。将苹果切丁、鱼肉切丁、柠檬皮切丝，孩子完成这个环节游刃有余，一把安全刀具就能满足。小宝宝也可以做到。

4. 混合食材。将备好的橙肉、苹果丁、鱼肉丁搅拌均匀后，放入橙子盅内，淋上橙汁，放上柠檬皮即可。

带孩子一起做美食，是为了让孩子体验烹饪、了解食材，进而能自然而然地爱上食物，爱上吃饭。食育并非简单的会吃饭，想深究食物背后的奥秘，一定要让孩子走进厨房。

4.4 安全下厨房指南

爸爸妈妈之所以将厨房看作是家里最"危险"的地方，通常源于对孩子没有信心，担心他们搞破坏，或者伤害到自己。

经过观察，我发现孩子之所以对厨房充满了兴趣，恰恰就是因为被禁止得过多。妈妈越不让进，孩子越是感兴趣，甚至会趁妈妈一不留神，把"罪恶"的小手放进面粉袋里抓一把，偷偷打开消毒柜看看里面的餐具，打开冰箱、微波炉、烤箱等电器搞"研究"……

因此，一味地阻止孩子下厨房，不如索性带他了解厨房的构造，揭开这层神秘的面纱，并且告诉孩子什么是安全下厨房的方法。

本节你将了解如下内容：

❶ 了解下厨房的规则
❷ 学会使用家用电器
❸ 学会保护自己
❹ 下厨房要循序渐进

4.4.1 了解下厨房的规则

想在厨房安全出入，做好父母的小帮手，得提前了解厨房的规矩。"无规矩不成方圆"是一句老话，它放在任何地方都适用。没有规矩的人都不会被别人欣赏和青睐。那么在厨房里，学会规矩也同样重要。水、电、燃气、易碎的餐具、锋利的刀具、有分量的炊具，如果操作不好，都是会造成危险的存在。

◎ 父母做好榜样

单纯带孩子走进厨房做一番讲解，让他们明白厨房的构造，显然是不现实的。在孩子日常的观察中，父母在厨房的规范行为才是他学习的榜样。

想让孩子进厨房之前先穿好围裙，妈妈就应该每次都穿好围裙再进厨房；想让孩子知道刀具的位置，爸爸就应该每次用完刀之后，清洗干净放回原位；想让孩子保证灶台干净整洁，父母就得让孩子看到日常的灶台不是杂乱无章的。

了解厨房用品的摆放位置

厨房就像一个博物馆，根据下厨者的做饭习惯，每一种厨房用品都有它的固定摆放位置。让孩子了解厨房中用品的位置，是带孩子安全下厨房的第一步。知道，方能有效规避风险。当你想让孩子帮忙拿一个蘸料碟，他虽有帮忙的意愿，却把厨房所有柜子都打开翻看一遍，难免就会磕碰易碎品。这样的帮忙，相信谁也不想遇到。

当孩子了解了厨房的基本构造、厨房用品的摆放位置之后，即使不能马上下厨房做饭，也可以帮助妈妈做一些取东西的零碎小活。

4.4.2 学会使用家用电器

随着科技的发展和生活水平的提高，越来越多的智能产品出现在我们的厨房里。想要热一个包子，不一定要拿两层高的蒸锅、打开燃气灶才能做到。

⊙ 微波炉

微波炉的使用频率相当高，解冻食物、加热食物，非常方便快捷。教会孩子认识并安全使用微波炉，能够大大提高厨房的工作效率。但微波炉上的标识比较多，需要孩子识字以及对时间和数字有概念后方能操作。

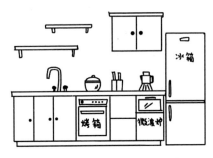

正确使用厨房中的电器

在孩子能独立操作之前，告诉他使用微波炉的一些注意事项。比如，当微波炉工作的时候，不要尝试打开；刚结束使用的微波炉内侧和面板有余温，不要马上触摸；塑料的、不锈钢的、密闭的或者不耐热的器皿不可以在微波炉里进行加热等。

⊙ 电饭煲

相对来说，电饭煲没有那么复杂的功能，虽然现在较高级的电饭煲上有各种定时和煮不同类型粥的选项，但是简单的焖饭功能还是比较容易学的：把米淘洗好，放适量水，盖上电饭煲盖，调到"煮饭"功能，再按"开始"按钮就可以了。孩子操作时需要注意：插好、插稳电饭煲的电源线，以防漏电。

⊙ 烤箱

相对而言，烤箱的使用频率不是很高，但却最能吸引孩子的注意力。使用烤箱能做出来孩子喜欢的各种美食，比如比萨、蛋挞、烤肉、蛋糕等，孩子也自然好奇是什么样的设备能做出来如此美味的食物。

烤箱最大的危险是温度过高，通常烘烤食物时，温度会调至160～220℃。记得我老公一开始使用烤箱时，都会让孩子站得远远的，生怕热浪灼伤他们。虽然这种做法有点夸张，但真实地反映了很多家长的心态。

烤箱的标识相对简单一些，一般就是温度、时间、上下火等选项。孩子至少到8岁才可以操作烤箱，而且父母一定要告诉孩子，从烤箱里取食物的时候，必须戴手套，并使用专用的取物夹，以防烫伤。

4.4.3 学会保护自己

在厨房忙碌，和各种风险"亲密接触"，如锋利的刀具、易碎的碗碟、喷溅的油点，大人都需要多加小心，更何况孩子。带孩子下厨房，一定要让孩子知道如何保护自己。

◎ 正确使用刀具

儿童专用的小案板、安全剪刀等物品，随着孩子的年龄增长和帮厨能力的提升，可以逐渐替换为大人使用的刀具等。

在使用刀具的过程中，让孩子掌握正确切法，注意手指按压食材的位置和下刀的准确性。如果正在切菜的时候有事离开，千万不要拿着刀到处走动或者比画；在和其他人交接刀具的时候，不要刀尖冲向他人，而应刀尖朝下，把刀柄的位置留给对方。

为孩子选择刀具时，尽量选择轻便好切的，过于沉重的刀具孩子拿不动，也不好操作，极易切到自己的手。

◎ 正确使用炊具

在做饭的过程中，炊具经过高温加热都会升温，有的会变得很烫。一旦开始烹饪，要时刻注意这个问题，比如使用中的电磁灶面板不能碰；煮锅的锅盖面不能碰，只能抓手柄等。

有的商家考虑到炊具在烹饪过程中变烫这个问题，在锅铲手柄上设计了一个红色按钮，提示握姿，最低只能抓握到此处，再低可能会被烫伤。

4.4.4 下厨房要循序渐进

虽说带孩子一起下厨房，但不是一开始就让孩子做炒菜这样的工作。可能有的孩子能力很强，能控制好力度，也不害怕飞溅的油点，但呛人的油烟以及闷热感可能会逐渐让孩子对下厨房产生抵触感，不想深入挖掘做饭的乐趣。

即使已经上小学的孩子，父母也应该带他循序渐进地了解厨房，切勿操之过急。越是年龄大的孩子，越是需要从头做起。因为他们已经习惯了父母在厨房忙碌、自己等待美食的生活方式，想改变孩子的习惯，更需要让他们先对食材、对厨房产生兴趣才行。

先观察厨房，了解厨房

进入厨房后，先别急着干活，多让孩子看一看，听听他们会问些什么问题，进而让孩子充分发挥自己的视觉、触觉、嗅觉等感觉器官，知道常用的调味品放在哪里，分得清砂糖和盐。当你在厨房手忙脚乱，需要一瓣蒜的时候，孩子能适时递过来，也是一件幸福的事情。

再进行简单的清洗工作

在孩子熟悉了厨房之后，父母就可以安排他做一些简单的清洗工作了。常见的食材，比如番茄、西葫芦、黄瓜、胡萝卜、土豆等，孩子清洗起来都比较容易；而像一些绿叶菜，需要先挑拣之后再进行清洗，比如包心菜，剥掉外面的一两层叶片之后，里面的部分简单冲洗一下即可。

孩子天性喜爱玩水，在清洗环节需要教会孩子节约用水，食材洗净即可，切不可无限制地玩水。

进入切菜环节

三四岁的孩子开始对切菜感兴趣了，他喜欢用自己的安全菜刀切来切去，使用安全剪刀剪这个剪那个。妈妈完全可以放心地把食材交给孩子去完成，尤其是需要切成块状的食材，或者对形状完全没有要求的食材。

如果对形状有要求，那安排至少6岁到8岁的孩子切菜才可能达到要求。根据孩子的年龄，父母可以安排不同的切菜任务。有一些食材不一定要用刀具处理，手撕或者用剪刀剪也可以。

◎ 可以蒸煮加热食物了

当孩子已经能熟练地完成切菜的任务之后，接下来就可以让他们接触燃气灶或者电磁炉了。蒸煮加热的工作相对于炒菜来说，危险系数稍低，孩子的能力可以达到。

可以先进行类似煮面条的工作。首先让孩子通过控制火苗的大小，来观察水烧开的过程；然后缓慢地放入面条，看什么样的速度和力度才能安全地把面条放进沸腾的水里，而不会溅起烧开的水烫到自己。

有人说，加热食物用微波炉就可以，没必要再用蒸锅浪费时间。但一些食物需要用蒸锅才能还原它的味道，微波炉虽能快速加热，却会失去食物风味。

想要完成这项工作，需要孩子的年龄在6岁左右，能很好地控制自己的手部力量，并且具备良好的手眼协调能力。

◎ 终于可以煎炒了

这个环节需要孩子10岁以上才可以参与。如果想让小宝宝体验，家长一定要全程看护，防止发生意外。

炒菜的确是比较复杂的一个环节。在倒入油之前，要保证炒锅是没有水渍的，否则烧红的油会喷溅出来；放入的食材也需要处理，尽量不要有水。即使让10岁的孩子炒菜，也建议先安排孩子炒绿叶菜，虽然带水，但菜叶大，能马上掩盖溅起的油点；而且绿叶菜在翻炒几次之后会迅速收缩变小，孩子操作起来也容易一些。

从设计食谱到去菜市场买菜，再到下厨房亲自参与，在保证安全的前提下，孩子充分享受到食物带来的乐趣。这种种环节的设计，都让孩子有很强的参与感，并且能从中获得自信和满足感。这也是为什么要循序渐进地带孩子下厨房的原因，只有经过一步步深入，一点点对厨房产生兴趣，所参与的工作由简到难，孩子才能建立自信心，并逐渐把这种感情融入食物中，最终达到食育的目的。

宝宝厨艺进阶

藜麦饭团

食材：藜麦、胡萝卜、西蓝花、香菇、鸡胸肉、肉松、洋葱、海苔、盐。

备料：洋葱切丁，鸡胸肉切丁，胡萝卜切丁，西蓝花切碎，香菇切丁，焖好藜麦。

做法：

1. 锅中加油，放入洋葱炒软；

2. 加入鸡胸肉，炒到变白，加入胡萝卜、香菇、西蓝花，放盐调味，继续翻炒；

3. 出锅后和藜麦拌在一起，加肉松和海苔；

4. 让宝宝戴着手套捏成团状，或者用模具做出各种形状。

吐司比萨

食材：全麦吐司、胡萝卜、玉米粒、青豆、马苏里拉奶酪、番茄酱、口蘑、火腿。

备料：胡萝卜切丁，玉米粒煮熟，青豆剥好后煮熟，口蘑切成片，火腿切丁或薄片。

做法：

1. 烤箱预热200℃；

2. 全麦吐司上均匀撒上马苏里拉奶酪，撒上口蘑、火腿，和处理好的胡萝卜、玉米粒、青豆，再撒一层马苏里拉奶酪；

3. 放入烤箱烤10分钟。

4. 拿出吐司，挤上番茄酱即可。

05
Chapter

第5章

是餐桌，也是课堂

进餐是我们每天经历最多的日常活动。随着文化的发展，吃饭也从简单的摄取营养，变为复杂的社交互动。我们在餐桌上交流、庆祝、谈判，而对孩子而言，餐桌也是他们学习的课堂。

5.1 从餐桌看孩子的教养，孩子在6岁前就该学会的10个餐桌礼仪

在家庭食育中，孩子了解了如何制作美食，但孩子如何享受美食、如何在餐桌上展现出良好的教养，父母还得做更多努力。

我采访了身边的20位朋友，问他们最忍受不了小孩什么？有人表示哭，有人表示淘气，但75%的人表示是孩子的餐桌礼仪。小一妈妈说："我最头疼的就是孩子一看到菜上来就先拿到自己面前，一点都不懂得分享。"

现在很多家庭都存在孩子缺乏餐桌礼仪的问题。餐桌社交是我们现代生活中必不可少的一种社交方式，很多人会通过吃饭时的餐桌礼仪来判定对方是否有教养。

英国著名的礼仪专家威廉·汉森说："善于观察的人，只用一顿饭的工夫，便可知你的家庭背景和你的教育背景。"

由此可见，餐桌礼仪对一个人来说有多重要。

蒙台梭利认为，0~6岁是孩子的关键期，这个阶段养成的行为习惯会伴随孩子的一生。所以，孩子的餐桌礼仪在他6岁以前就

得培养了。

本节你将了解如下内容：

❶ 饭桌上尊重长辈与客人

❷ 餐桌之筷子"礼"

❸ 用餐时要专心

❹ 用餐时嘴巴不发出声音

❺ 用餐时保持良好的吃相

❻ 不能对着饭咳嗽

❼ 喝汤的礼仪

❽ 用完餐告诉他人"我吃好了，请慢用"

❾ 用完餐要擦嘴

❿ 用完餐要帮忙收拾餐桌

5.1.1　饭桌上尊重长辈与客人

从古至今中国一直被称为礼仪之邦。据考证，中国最早的餐桌礼仪从商代开始。餐桌礼仪是中华民族的传统美德，后辈有义务传承下去。

以前常听家中长辈说："借一斑以窥全豹，以一目尽传精神。"餐桌上的事从来都不是小事，很多细节都可以体现出个人的教养、家庭的教育。

◎ 尊重长辈

在大部分家庭，经常会看到这样一种现象，用餐时孩子自顾自地大吃大喝，即使他已经可以独立用餐了，爷爷奶奶在旁边仍不停地为他喂饭、夹菜。于是出现了很多餐桌"小霸王"，他们不懂先让长辈入座，也不懂等长辈动筷后再吃饭的道理，因为没有人教过他们。

印象中我的父母从来没有告诉过我，用餐时必须等长辈先入座、等长辈先动筷，但他们用自己的实际行动来教育、影响我们。都说父母是孩子最好的老师，孩子的模仿能力特别强，看到父母怎样做，孩子也会跟着学、照着做，很多餐桌礼仪就是在父母日常行为潜移默化的影响下形成的。

敬老是中华民族的传统美德，所以爸爸妈妈除了要语言上教给孩子餐桌礼仪，行为上也要给孩子做好示范。

◎ 尊重客人

前不久受邀去一位朋友家做客，用餐时，他5岁的儿子小虎全部的注意力都放在自己喜欢的饭菜上。只要喜欢，就全部夹在自己碗里。朋友虽然一直在说"在客人面前不能这么没礼貌"，但并没有什么效果。甚至孩子表示喜欢喝一道汤，奶奶直接把盛汤器皿拿到孩子面前，并笑着对我说："孩子就爱喝这个，长身体呢，得多喝点。"

从奶奶的行为及朋友的引导方式可以看出，小虎没有任何餐桌礼仪的概念。很多家长觉得孩子还小，餐桌上没规矩也很正常。太早教给孩子一些道理，他们不一定会懂。事实上，虽然孩子对于很多道理似懂非懂，但若把这些行为习惯持续性地输入给孩子，它们就会被孩子无意识地接收并变成刻在骨子里的教养。

5.1.2 餐桌之筷子"礼"

在国外求学的那些年，即使一日三餐都用刀叉，我的包里也始终准备着一双筷子。它寄托着我的思乡之情，也时刻提醒我不要忘了自己的根在哪里。曾经有一位老师说："筷子是中国饮食的重要标志之一。筷子在中国有着很好的寓意，代表成双成对，象征百味人生。"

大宝从2岁7个月开始对使用筷子夹食物感兴趣，我便为他准备了幼儿专用的安全筷。看到他第一次用筷子夹起食物时眼睛里面闪烁的惊喜，我明白了，一双筷子对于我们中国人来说，不仅是餐具，更代表着一种传承。所以，餐桌上如何正确使用筷子，也是孩子必须学习的礼仪。

◉ 双手给别人递筷子

我的一位同事小李与客户谈合作项目，饭桌上他很热心，帮着大家递筷子，结果因为一只手递筷子这个举动使客户不悦，间接导致失去了项目。

生活中，当别人双手递物品给我们时，我们会觉得很舒服，认为对方很有教养，萌生的好感也会更多一些。同理，因为客户觉得小李一只手递筷子很没礼貌，进而质疑他的做事态度，所以取消了与他的合作。

不要小看这个细节，饭桌在中国人的生活、工作中占据着太重要的地位，双手递筷子是必须具备的素质。

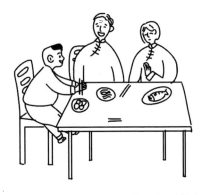

双手给别人递筷子

◎ 不用筷子指人

邻居李先生的儿子在4岁时有个不好的习惯，喜欢吃饭时拿着筷子指着别人。后来李先生发现这个动作是跟乡下爷爷学来的，他纠正过很多遍，才使儿子改掉了这个坏毛病。对于3~6岁的孩子来说，他们学习能力强，尚不会辨别是非，很容易学到一些不好的习惯。

饭桌上很忌讳拿着筷子对别人说话或者比画，一来是没礼貌，这样的动作很容易让别人误会，带来不必要的麻烦；二来是孩子这样使用筷子会存在潜在的危险。所以，教孩子正确使用筷子，是对他人及自己的尊重。

◎ 不要将筷子插在饭上

有一次大宝吃饭时，无意中把筷子插在了饭上，奶奶看到后，立刻告诉大宝："宝贝，筷子不能这样放，这是不好的习惯。"大宝好奇地问奶奶为什么，奶奶对大宝说："老人说把筷子插在饭中，是给去世的人上香才会做的。所以你不能把筷子插在饭中，别人会觉得很没礼貌。"奶奶用大宝能听懂的语言，告诉他不能这样的原因，大宝听后似懂非懂地点点头。

很多地方都有这样的说法，尤其是北京人对此行为非常反感。平时发现孩子有这样的行为要及时纠正。给别人盛饭时也要注意，不要为了省事，把筷子或勺子直接插入饭中。

◉ 不拿筷子敲碗

有次闺蜜和女儿妞妞来家做客，吃饭时妞妞敲了几下碗，结果大宝也跟着敲了起来。我和闺蜜赶忙制止他俩的动作，并告诉他们："用筷子敲碗这样的行为非常不礼貌。"

妞妞仰着脸问："为什么？电视里面的叔叔就用筷子敲碗和杯子。"原来妞妞是因为看到电视里有人用这样的方式敲出音乐，才学着做的。

孩子有这样的疑问，父母必须给予解释："电视里面的叔叔敲碗和杯子，是因为他把碗和杯子当成了乐器，他在创作好听的音乐。他并没有在吃饭的时候这样做，对吗？"

◉ 不用筷子随意挑拣盘中的饭菜

上学时期我们班有一位同学，几乎所有人都不愿意跟他一起用餐。因为这个同学特别喜欢吃饭时在盘子里翻来翻去，挑挑拣拣。这样的动作很没礼貌，而且被翻拣过的食物，同伴看着也没有吃的欲望了。

生活中有一些人会有这样那样的小动作，可能他们是无意的，但在他人眼中却表现得目中无人，让人反感。《弟子规》中有句话："对饮食勿拣择"，就是告诫人们用餐时，不要用筷子随意挑拣，以免给别人留下没礼貌的印象。作为父母，要规范自身行为来影响孩子。

5.1.3　用餐时要专心

在朋友圈看到一条小视频，孩子围着围兜，骑着扭扭车在客厅里转来转去，奶奶不停地追着喂饭，妈妈边录视频边说："这个小祖宗，真是太难伺候了。"看完之后我的感受是，孩子"难伺候"的原因在大人身上，为什么要把不好好吃饭这件事推给孩子呢？

似乎总能听到家长说，孩子吃饭是一件非常困难的事情。但孩子是否好好吃饭，取决于他有没有好的用餐习惯，而这个习惯并非天生就有，需要父母在日常生活中对其进行培养。

有位妈妈留言说："孩子现在有一个特别大的问题，就是吃饭的时候必须看动画片，不让看就不吃。该怎么解决这个问题呢？"

这似乎是现在很多家庭都存在的一个现象。有些家长为了让孩子安静下来，好好吃饭，就会打开手机、电视播放动画片，或者给孩子拿上一个玩具，以此来吸引孩子的注意力，希望他可以好好吃饭。但结果恰恰相反，电视、手机、玩具转移了孩子的注意力，孩子吃饭变得更不专心了。

从健康角度来看，这样的习惯对孩子有百害而无一利。

儿童专家说："孩子吃饭时看手机、看电视、玩玩具等行为，会让孩子的注意力变得分散，降低食欲，吃饭时间也因此变长，造成孩子肠蠕动减弱，妨碍食物消化，最后可能造成消化器官功能减退，引起慢性肠胃炎。"

◉ 用餐不说话或尽量少说话

曾经看过一期节目，一位主持人说："在我们家有很多规矩，我告诉孩子，吃饭不允许吧唧嘴。但我们一般会在用餐时聊天。"很多家庭都会选择在用餐时，一边吃饭一边聊天。其实这样做并不好，尤其是有孩子的家庭。如果家长有聊天的习惯，孩子也会有这样的习惯。

医学上认为，人吃饭的时候，消化系统受大脑指挥，有条不紊地工作。一边吃饭一边说话，会阻碍肠蠕动，影响食物的消化与营养的吸收。

俗话说"食不言，寝不语"，所以家长在用餐时尽量不要说话，好的家庭教育需要父母身体力行。

◉ 用餐时坐在固定的位置，不乱跑

闺蜜的儿子小柚子，从小他爸爸妈妈就给他固定了用餐位置。每次小柚子吃饭，根本不用家长在后面追着跑，他已经养成了习惯，到了用餐时间就会坐在自己的位置上很乖地吃饭。

一般孩子的用餐时间为 20 ~ 35 分钟。如果没有一个好的习惯，吃饭时到处乱跑，用餐时间就会加长，饭菜变凉不说，孩子跑来跑去也会影响肠胃功能。所以，帮孩子养成一个好的习惯，父母

能省去很多麻烦。

5.1.4 用餐时嘴巴不发出声音

英国纽卡斯尔大学做过一个研究，找来一些人，测试他们听到一些声音时有什么样的反应。比如吃饭时发出的吧唧声、用吸管喝奶茶发出的声音、吃口香糖发出的咀嚼声，甚至擤鼻涕的声音。结果显示，当他们听到这样的声音时，大脑活动有明显变化。研究者称其为恐音症。这些声音不仅让人听起来难受无比，而且发出这些声音也是一种非常没礼貌的表现。

我和一位女性朋友许久未见，于是几个朋友约着一起吃饭。在就餐的整个过程中我的这位女性朋友的嘴巴一直发出吧唧吧唧的声音，这种声音不会让同伴觉得你吃得有多香，反而让人觉得没有食欲。我们出于礼貌，对这样的情况没有说什么。但与那位女性朋友分开后，我的另一位朋友终于忍不住地说："从小爸妈就教育我吃饭的时候要有礼貌，要闭着嘴咀嚼食物，不要发出任何声音。每次听到别人吃饭时发出这种声音，我就会全身难受。"

虽然只是朋友在吐槽，但这也是很多人的困扰。当同桌有人吧唧嘴吃饭，确实会让同桌的其他人觉得不舒服。对于孩子的餐桌礼仪教育，这一点是必须要注意的，否则会影响孩子以后的社交。

5.1.5 用餐时保持良好的吃相

我们国家很讲究吃，同时也很讲究吃相。老一辈人经常说：

"吃要有吃相"，一个人的吃相不仅反映了他的生活习惯、家庭教育，还反映了他的性格品德和内在修养。

◎ 吃饭要细嚼慢咽

我的朋友小可与她的男朋友的吃相属于两种极端。小可第一次带男朋友与我们一起吃饭，这位男士毫不顾忌形象，颇有一种大口吃肉、大碗喝酒的气势。反观小可，全程细嚼慢咽。与小可他们分开后，同行的朋友说："他们两个不是一个世界的人，恐怕难长久。小可从小所受的家庭教育是，无论在哪儿都要保持良好的仪态，而今天见到的这位男士，很明显家庭教育存在缺失。"果不其然，没多久小可就说两个人分手了。

之前上礼仪课讲到餐桌礼仪时，老师特别强调："与他人一起用餐时要细嚼慢咽，这样给人的感觉是一种从容、优雅。绝对不要用狼吞虎咽的吃法，会给别人留下贪婪、没家教的印象。"

所以，从孩子上餐桌的第一天开始，就应该培养孩子用餐时细嚼慢咽的习惯。而且，充分咀嚼，可以让食物变得柔软，利于消化，减少肠胃负担。

◎ 餐食在口不要讲话

大宝有次嘴里吃着麻花，找爸爸聊天。结果刚一开口，就喷了爸爸一脸碎麻花。也许觉得好玩，大宝竟然哈哈大笑起来。我躲在厨房，偷偷看父子二人之间会发生什么样的事情。

爸爸没有笑，也没有理大宝，等过了一会儿后，爸爸转过头来问大宝："你嘴里的食物吃完了吗？"

大宝回答："吃完了，爸爸。"

爸爸说："好，你如果吃完了，我们就可以交流了。刚才你喷了爸爸一脸，虽然我知道你是不小心的，但这样的行为是非常没有礼貌的，知道吗？"

大宝看着爸爸点点头。

爸爸继续说："嘴里有食物，不要急着和别人说话，这是礼貌，也是对别人的尊重。等你把嘴里的食物完全咽下去之后，再跟别人说话。这样就不会发生刚才的意外了。"

生活中，我们经常会遇到吃饭时不停说话的人，有时甚至还唾沫飞溅。这样给人的感觉是没有教养，容易使人产生反感，不愿与其继续交流。

所以，嘴里有食物时不与他人交谈，也是我们必须培养孩子的餐桌礼仪之一。

5.1.6　不能对着饭咳嗽

有一次我和大宝幼儿园几个小伙伴的家长，一起组织带孩子野餐。在用餐的环节，大宝旁边的琪琪咳嗽了一声，结果刚入嘴的食物不小心喷在了对面多多的身上。两位妈妈立刻帮孩子处理，琪琪妈妈说："多多，不好意思啊，琪琪是不小心的。"多多妈妈一边帮孩子换了位置，一边摆手说没关系。

多多妈妈虽然嘴上说着没关系，但再没有让孩子吃刚才位置旁边的食物。而琪琪妈妈虽然说着对不起，却没有告诉女儿错在哪里。

回家路上，我跟大宝说："刚才琪琪在吃饭的时候对着别人咳嗽，是不文明的行为。"

大宝问我："为什么呀？"

"因为她对着别人咳嗽的时候，把嘴里的东西喷在了别人的身上和周围的饭菜里，这样人家就没有办法再继续吃饭了。而且，咳嗽容易将细菌传染给别人，给别人带来麻烦。"

大宝又问："那吃饭时想咳嗽，怎么办？"

听到大宝提出一个很关键的问题，爸爸抢着回答："用手肘把嘴巴挡住，侧身或者转到后面去咳嗽。这样就不会给别人造成麻烦啦。"

当孩子对着饭菜咳嗽时，我们必须让孩子知道，这是一种不文明的行为，对别人不礼貌，也不尊重，餐桌上禁止这样做。如果忍不住咳嗽或者打喷嚏，要背过身体，用手肘挡住嘴巴。

5.1.7 喝汤的礼仪

记得参加工作后的第一个元旦，领导请大家吃饭。当时一位女同事把一整碗汤端起来一饮而尽，领导看后，告诉我们："咱中国人喝汤是有讲究的，尤其是在正式的交际场合中。不能把整个碗都端起来，这样会让人觉得没有礼貌、没有教养。喝汤时需要注意，先舀一汤匙尝尝温度，不烫的时候再大口喝；喝的时候不要任意搅拌，不要用嘴去吹，更不能发出咕噜咕噜的声音。"

现在我已经离开了原来的工作单位，但那位领导的教诲，我一直记在心里，并且非常感谢他。毕竟进入职场后，很少有人会善意地指出你礼节上的错误。

如果孩子从小受过这方面的教育，成年后步入职场，就会给别人留下良好的印象。所以，在孩子6岁以前，喝汤的礼仪也要教给他。虽然不用那么细致，但喝汤时不用嘴吹、不发出声音，是一定要让孩子知道的，其余的可以在以后的日常生活中慢慢渗透。

5.1.8　用完餐告诉他人"我吃好了，请慢用"

为了培养大宝良好的餐桌礼仪，我与老公商量，每次吃完饭后，一定要对餐桌上还没有吃好的人说："我吃好了，请慢用"，说完后才可以离开桌子。孩子有样学样，每次吃完后，也会对我们说同样的话。

有一次带大宝去参加朋友聚会，吃完饭后，他习惯性地说："叔叔阿姨我吃好了，请慢用。"当时朋友们都带着惊讶的眼光看看我又看看大宝，说："大宝好乖，这么有礼貌，你是怎么教育的？感觉现在的人越来越随意，很少有人用完餐后对大家说'请慢用'这样的话。""其实也没怎么教育，就是习惯成自然而已。"我向大家解释。

对于孩子来说，很多事情不需要刻意地告诉他应该怎么做，只要在日常生活中多练习，时间长了，就成为习惯刻在他们的脑海中了。

5.1.9　用完餐要擦嘴

人是群居动物，所以保持一个好的礼仪，不仅是对自己的尊重，也是对他人的尊重。

◉ 用完餐为什么要擦嘴

网上有人问："用完餐为什么要擦嘴？"下面跟着这样一条回答："其实这是一件小事儿，我觉得只要他人看不出来，也不影响个人美观，擦不擦嘴完全看心情，不用想太多。"从回答能看得出，这是一个生活中追求随性与自由自在的人。我不否认他的生活方式，但不赞同。

用完餐擦嘴，这是餐桌礼仪中很重要的一项，保持一个整洁的仪态，是对自己及他人最基本的尊重。试想，如果把这样随性的生活方式传递给孩子，那培养出来的可能就是一个"小邋遢"。

孩子在成长过程中会遇到各式各样的人，如果因为用完餐不擦嘴被他人嫌弃，会影响孩子的情绪、自信，这绝不是一件小事情。培养孩子良好的餐桌礼仪，让孩子成为人见人爱的小绅士或者小淑女，对家长和孩子来说是一件很好的事情。

◉ 如何正确使用纸巾擦嘴

之前在餐厅遇到过一个11岁的小女孩，她用完餐之后并不是随便地擦一下嘴，而是很优雅地用纸巾正面轻轻压一下嘴角，然后对折再擦一下，结束之后把纸巾轻轻地放在一边。一系列的流程给人一个感觉——优雅。从来没见过一个孩子，能把餐后擦嘴这件事情做得这么完美，让人这么很舒服。

生活中很多人对于餐后用纸巾擦嘴这件事情很随意，随手一擦，干净就可以了。其实，这样做，既粗鲁又浪费纸巾。

一张纸巾可以对折 1 ~ 2 次使用。不要用擦过嘴的纸巾擤鼻涕或擦脸，这样不卫生，也不整洁。

5.1.10　用完餐要帮忙收拾餐桌

我在大宝幼儿园做轮值生活老师时，看到中班小朋友用完餐后，会自己把碗筷放在准备好的器皿中。每桌都有个值日生，在所有的小朋友用完餐后，他们会拿着抹布很认真地把桌面擦干净。擦完之后，他们跑过去和老师开心地击个掌。

当时这件事情让我有一个反思：在现代家庭中，父母几乎没有要求孩子在餐后帮忙擦桌子。其实，孩子是很愿意与爸爸妈妈一起参与家庭活动的，但是我们剥夺了他们的这个权利。

让孩子参与家务可以提升责任感

大宝 3 岁以后，我把饭后整理餐桌的任务交给他。"Summer，今天要交给你一项很重要的任务，请你帮妈妈擦一下桌子好吗？"

"好的，保证完成任务。"大宝开心地回答。

大宝拿着抹布开始认真地擦拭餐桌。看着他擦得差不多了，我主动走过去说："儿子，你擦桌子的任务完成得很好，我们击个掌！"听到这样的话，孩子会表现得很开心，生出一种荣誉感，同时也增强了他下一次擦桌子的积极性。时间长了，孩子会主动去帮忙做一些事情，这样有助于他建立家庭责任感。

孩子在饭后帮忙擦桌子，无论擦得是否干净，家长都要予以鼓励。可以在孩子看不见的时候再重擦一遍，既可以保持擦桌的干净整洁，又可以保护孩子的自尊心。

◉ 这是一种好的餐桌礼仪

从大宝开始帮忙收拾餐桌后，每次回姥姥家他都会主动帮忙，慢慢形成一种习惯。当你开始培养孩子饭后帮忙收拾餐桌的习惯时，他就已经在无意识地建立一种良好的餐桌礼仪，并会把这种礼仪习惯延伸到生活中的很多地方。他会慢慢理解父母的辛苦，真诚地想尽一份自己的力量。

经常听到这样一句话："饭桌见人品"。一个人的餐桌礼仪是个人修养最好的名片。一个人餐桌礼仪的好坏，首先反映的是其背后父母的素养、整个家庭的教育。

孩子的好习惯并非一朝一夕养成，需要父母用心培养。别觉得麻烦，父母的餐桌礼仪培养决定了孩子未来很多重要的事情！

幼儿园老师谈食育中的数学启蒙

食育，即关于"吃"的教育，它与日常生活息息相关，孩子通过食育了解自然、环境、与人的相处。所以，这样的教育方式很容易被幼儿接受。一位开发幼儿园课程的教师朋友，从食育中发现了数学启蒙的方法。

本节你将了解如下内容：

 ❶ 食育对孩子数学启蒙的影响
❷ 食育提高幼儿的数学能力

5.2.1 食育对孩子数学启蒙的影响

认知心理学认为，学龄前儿童思维发展处于preoperation（运算）阶段，超过这个阶段的数学教学没有意义，顶多是在儿童脑中形成一些长期记忆。而基于这些记忆的数学运算会对孩子的数学思维产生错误的引导，对将来孩子的数学学习带来不利影响。所以，学龄前这个阶段，做好数学启蒙是关键。

食育是幼儿接触数学的开始

在幼儿教育中，食育对培养幼儿的数学启蒙有着极其重要的意义。俗话说："民以食为天"，其实在"食"中，隐藏着很多数学元素。比如，你一定说过

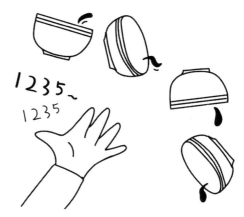

用食育进行数学启蒙

"宝宝，我们再吃5口，饭马上就被吃完了""宝宝来吃1根香蕉"，等等。这些点滴的日常互动，都是孩子接触数学的过程。

在幼儿刚入园的一段时间内，很多家长会面临小朋友不好好吃饭的问题，多多就是其中一个。为了能够让孩子开开心心吃饭，老师每次都会想一些办法。

比如让多多扮演小老虎，老师说："小老虎会发出什么样的声音？"

多多边学声音边做动作，"啊呜啊呜——"

老师又说："那小老虎就'啊呜啊呜'再吃5口好吗？"

这一招儿比较奏效，多多通常会很夸张地模仿老虎的样子大口吃饭。

老师引导孩子边吃边数数，不仅能让孩子掌握初级数，还会使孩子对数与量有一个初步的认知。

2岁左右是孩子掌握初级数的关键期。在这个时期，家长不要教孩子凭空数数，当你凭空从1到10重复地教孩子数数时，他其实只记住了数字的顺序，并不会对应实际的数量。这也是当你让孩子数一数家里有几口人时，他数的数字与实际人数不符的原因。所以，孩子在这个阶段接触数学教育，可以结合食育进行。

◉ 食育提高孩子对数学的兴趣

自从食育教育在我国盛行以来，越来越多的父母开始在食育的过程中，培养孩子的数学能力。但因为缺乏经验，往往削弱了孩子对数学的兴趣，对培养孩子的数学能力有很大坏处。

其实，如果用对了方法，孩子可以在食育过程中认识重量、单位、数字等符号，并从中感受到学习数学的乐趣，从而喜欢上数学。

大宝所在幼儿园附近有一个菜市场，每个月老师都会带孩子去一趟菜市场。一是因为菜市场是能够体会人间百味的地方，二是因为菜市场是锻炼孩子某些能力的好场所。

在组织活动前，老师会邀请三位志愿者家长一起同行，帮忙组织孩子。通常情况下将孩子分成几个小组，每位老师带一队。老师先出示卡片，让孩子识别卡片上的蔬菜，然后按要求去挑选相应数量的蔬菜。比如，卡片上画着5个番茄。那么，这一组的小朋友合作去挑选5个番茄，率先完成且正确的队将被给予奖励。

很多孩子在进入幼儿园之前，对数字和数量是没有实际概念的，他们会数的数字和数量通常不对等。幼儿园选择用这样的方式来让孩子对数字和数量有更深刻的认知。

随着孩子的成长与能力的发展，任务可以逐渐由简到难。你慢慢会发现，孩子认识的食物越来越多了，自主能力、合作能力也越来越强了，同时对人民币的面值也有了清晰的认识。

到大班结束，大宝已经可以做出简单的"金钱交易"。比如需要付给商家14元，他会拿出一张面值20元的纸币交给商家，并告诉老板应找回6元钱。

这种有趣的食育实践，很容易被孩子接受。他们对数字、单位、重量等这些数学方面的东西越来越感兴趣。

5.2.2 食育提高幼儿的数学能力

我的好朋友临临是一位幼儿园老师，她说，每个孩子入园前她都会进行一次家访，一是与家长建立一个良好的沟通；二是可以了解孩子各方面的能力。

对于圆圆家的采访，临临老师的印象比较深刻。因为当时圆圆妈妈一脸骄傲地说："圆圆虽然没有上幼儿园，但是数数特别厉害，能从1数到100。"说完还把孩子叫过来认真地"表演"了一遍。

入园后，临临老师发现，圆圆虽然可以数数到100，但对于10以内的数字与数量的关系很模糊。其实对于幼儿园的孩子来说，会数数只是数学能力中的一小部分。在学龄前，孩子还应该具备归类能力、对比能力、测量能力、计算能力，以及空间感知能力等，就是我们常说的数学思维能力。

◔ 食育培养孩子的数学思维能力

数学思维能力，指孩子用数学的观点去思考问题和解决问题的能力。数学好的孩子，逻辑思维能力较强，能利用反向思维、变换性思维来解决问题。

临临老师在幼儿园数学教学中，最常用到的就是食育。因为食育的内容是孩子所熟知的，他们了解这些食物的形状、颜色、味道，相比较其他内容，食育更容易让孩子接受。

临临老师所在的幼儿园有一块U形土地，专门用来种蔬菜。从播种到收获，孩子能观察到蔬菜的成长，并用图画记录蔬菜的变化，最重要的是在丰收的时候，老师可以利用这些蔬菜对孩子进行数学思维能力的训练。

举一个小班的例子。小班的孩子适合做一些归类、对比的工作。比如请小朋友把大玉米和小玉米进行分类；把红辣椒与绿色辣椒进行分类；拿几个茄子，让孩子从小到大进行排列等。他们通过观察，结合自己的生活经验，把这些食物进行分类、对比，最后准确地表达出自己的观点。

到了中班以后，孩子可以利用实物来进行计算，掌握加减的概念。临临和其他老师做过一个实验，把孩子分成两组，一组小朋友用积木，另一组小朋友用水果来进行计算。实验的结果显示，水果组的小朋友比积木组的计算得更快一些——他们带着一份结束后可以吃水果的愉快心情，所以速度更快一些。

小朋友的世界很简单，"吃"对他们来说，是一件重要且快乐的事情。所以，利用食育更容易培养孩子的数学思维能力。

幼儿园的小朋友正处于形象思维阶段，通过固定的形象来感知和认识事物，从而达到对事物本质的认识。而抽象化，是需要通过概念来进行判断推理和论证的一种思维方式。这对幼儿来说是困难的，他们对事物没有概念，学习经验、生活经验相对较少。

所以，幼儿园的孩子们更喜欢用苹果、香蕉、饼干等具体的事物来表示数字，将抽象的数字形象化。这种食育是孩子喜欢的，因为一看就懂，更有趣，更简单。

比如教小班的孩子认识数字6，老师写一个数字6或者出示一张写着6的数字卡片，让孩子认识、记忆数字，孩子可以做到，但让孩子拿6去对应相应的数量，他们就会经常出错。如果换食育的方式，出示6个苹果，再对应写着6的数字卡片，这样孩子对6的数量就会有完整的认识。在此基础上，拿走一个苹果，问孩子还剩几个，他们会立刻明白5，加减法的运算就有了。

利用食育，孩子通过具体的食物一目了然地将抽象的数字进行形象化转变，因而枯燥的数字学习变得更加生动有趣，孩子做一些练习题也会得心应手。在6岁前有了良好的数学基础，到了小学阶段，孩子学习数学会更轻松。

3～6岁是儿童生长发育的关键期，这个时期不仅要培养孩子良好的膳食习惯，同时也可以利用食育培养孩子的数学能力。在食育过程中，老师会将食物与数学元素建立联系，让孩子通过形象的符号、图画、语言等不同的食育表征，对抽象的概念形象化，提高幼儿园数学课堂的教学效率，培养幼儿的数学核心素养。

5.3 用食物打开孩子聪明的大脑

经常会听到身边的妈妈感叹，现在的孩子越来越聪明，主要原因是吃得好。生活条件变得越来越好，孩子摄取的食物营养也越来越均衡，这就是"吃出来的聪明"。

美国亚利桑那大学医学教授安德鲁·威尔曾经在《时代》杂志里谈道："你和你的大脑是你吃出来的。"

可见"吃"，对于孩子的大脑有多重要！

本节你将了解如下内容：

❶ 不要错过"补脑"的关键期
❷ 遵循营养均衡原则，吃出聪明的大脑
❸ 食育中的"补脑"神器

5.3.1 不要错过"补脑"的关键期

常言道："要想孩子学习好，先给孩子补补脑。"孩子拥有一个聪明的大脑，是所有家长所期盼的事情。大脑是我们人体中最重要的部分，协调着身体上所有的神经活动。孩子拥有一个灵活的大脑，在学习、运动等方面才会更加游刃有余。

聪明的大脑有先天因素，但后天营养补给更为重要。在补脑关键期，家长要明确，孩子的大脑发育只有一次，不可逆转，如果错过关键期，很难达到理想效果。0～6岁是孩子脑细胞、脑部结构、脑部功能发展成长的高峰期。胎儿时期孩子的脑重量为成人的25%；2～3岁是大脑的黄金发展期，脑重量达到成人的60%，在这个阶段孩子会经历很多敏感期，比如不停地说话、不停地探索空间等，这些都是大脑发育的表现。

随着年龄的增长，孩子大脑的重量也在增加，神经纤维继续增长、分支增多、长度加长。到了6周岁，幼儿的大脑重量已达成人的90%，大脑各叶的分化逐渐成熟。

1920年，在印度加尔各答附近的一个山村里，人们发现狼群中有两个人类的孩子，一个8岁，一个2岁。人们将这两个孩子带回人类社会生活，小一点的"狼孩"在第二年去世，大的则在16岁左右去世。大的"狼孩"经过7年的教育才掌握了四五个词，勉强能说几句话，16岁的她，智力测试不及3～4岁的孩子。

爸爸妈妈不要错过孩子6岁前的"补脑"黄金期。

5.3.2　遵循营养均衡原则，吃出聪明的大脑

吃是我们每天都会做的事情，但在孩子大脑发育的关键期，该

吃什么，怎么吃，对家长来说是一件大事。

◉ 多吃蔬菜和水果

有科学家在研究中发现，蔬菜和水果的营养与幼儿的智力发育密切相关。他们曾经做过实验，将智力偏低的孩子分成两组，第一组孩子食用富含维生素的蔬菜、水果，第二组孩子食用一些安慰剂。经过一段时间观察，发现第一组孩子智商明显有了提高。

新鲜的蔬菜和水果是平衡膳食的重要组成部分，其中含有大脑发育所需的维生素B、维生素C及维生素E。研究者曾发表声明，每天摄入400克以上蔬菜、水果的孩子，不仅体内抗氧化物质的水平高，而且认知方面也比少吃蔬菜、水果的孩子更出色。

大量的蔬菜、水果使血液中的维生素C水平增高，每100毫升血液中含维生素C达到1.1毫克的孩子，智商比其他人高出5分。所以，多吃蔬菜、水果，对孩子的大脑发育有很大益处。

◉ 常吃适量的鱼肉、鸡蛋和瘦肉

（1）鱼肉

2007年发表在英国医学杂志《柳叶刀》上的研究发现，每周食用大概340克的鱼类食物，可以显著提高出生后婴儿的智力水平。

鱼肉被称为最健康的肉类之一，其富含清蛋白、脂肪酸、维生素B_{12}等，是大脑发育所需的营养物质。

（2）鸡蛋

一颗鸡蛋含5 ~ 16克蛋白质。蛋白质能促进宝宝身体发育、提高抵抗力、预防贫血；而蛋黄中的卵磷脂被身体吸收后，可以释放出胆碱，胆碱可以改善各个年龄段宝宝的记忆力，所以应多给宝宝吃蛋黄，促进其大脑发育。

（3）瘦肉

猪、牛、羊的瘦肉含有丰富的优质蛋白质和很多微量元素，拥有比植物性食物包括豆类无法比肩的营养优势。

动物性食物都含有丰富的营养元素，是人类优质蛋白质、脂类、脂溶性维生素和矿物质的良好来源，也是平衡膳食的重要组成部分，不仅有助于孩子身体的发育，同时还利于智力发育。

奶类、豆制品不可少

（1）牛奶

牛奶的营养成分很高，含有丰富的矿物质。除了钙，牛奶中的磷、铁、锌、铜、锰、钼的含量都很高。最难得的是，牛奶是人体钙的最佳来源，其钙磷比例适当，利于钙的吸收。

牛奶还含有构成脑与脑神经组织的重要营养成分，对婴幼儿和青少年智力发育有着重要的作用，是健脑的首选饮品。

（2）豆类及豆制品

豆类及豆制品也是蛋白质来源的佼佼者。

科学饮食研究者表示，幼儿在2～5岁，每天可以吃5～15克的大豆，或者豆腐、豆腐干、豆皮、腐竹等豆制品，因其富含优质植物蛋白质，而对大脑发育有益。

◉ 食物多样，谷类为主，粗细搭配

五谷杂粮是餐桌上不可缺少的食物，也是公认的营养食物。不过很多妈妈会有疑问：孩子可以吃粗粮吗？

对于1岁以内的孩子来说，他们的饮食主要以母乳为主。因为咀嚼能力不够，不适合吃粗粮。1岁以后的孩子可适当地吃一些粗粮，主要以谷类为主。随着孩子年龄的增长，可以在其饮食中适量加入适合他们吃的粗粮。

孩子的饮食要粗细搭配。粗粮（尤其谷类）中含有丰富的维生素E、蛋白质等，这些对儿童智力发育有诸多帮助。

邻居王太太的儿子特别喜欢吃肉，每顿都少不了各种肉类，而粗粮却一口不吃。孩子4岁，但体重已经直逼7岁的儿童。

美国健康基金会建议2周岁以上的儿童每天摄入纤维素（年龄+5）克。妈妈们要注意给孩子搭配多样的食物，不要孩子喜欢吃什么就一味地给予，这样不仅影响孩子的健康，也容易使他们养成挑食的毛病。

◉ 每天吃营养早餐

有一次我外出学习，听老师讲过这样一个案例。两位同班同学，他们随着年龄的增长，学习成绩差距越来越大。两位同学的妈妈在一起讨论原因后发现，影响孩子学习成绩的罪魁祸首竟然是早餐。

成绩好的那位同学，每天早上妈妈会提前2小时起床，帮孩子

准备丰盛有营养的早餐，每天孩子都是带着饱腹和愉悦的心情出门上学的。另外一位家长，只是偶尔起床帮孩子准备早餐，而大多数时候是在送孩子上学的路上随便买份早餐给孩子吃。有时候孩子来不及就不吃了，上课的时候又饿了，饥肠辘辘，根本没心思听课。

调查显示，规律吃早餐的孩子要比不吃早餐的孩子，在记忆方面表现得更好一些。智商得分也比不吃早餐的孩子高10%～15%。所以，妈妈尽可能坚持为孩子做营养早餐，尽量提早在家给孩子准备好，空出时间让他吃完早餐。想让孩子吃出聪明的大脑，每天的早餐一定不可少哦！

5.3.3　食育中的"补脑"神器

食育中会涉及很多不同种类的食物，哪些食物对于孩子来说，称得上是"补脑"神器呢？

◉ 母乳喂养

世界卫生组织联合国儿童基金会向全球的母亲倡议：在孩子生命最初的6个月应对婴儿进行纯母乳喂养，以实现婴儿的最佳生长、发育和健康。之后，为满足其持续发展的营养需要，婴儿应该增加营养丰富

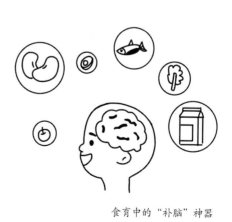

食育中的"补脑"神器

的辅助食品，同时继续母乳喂养至2岁或2岁以上。

研究表明，母乳喂养对孩子的神经发育起着重要的作用。母乳中含有400多种已知的营养物质，配方奶粉中自然是没有的。对于孩子来说，母乳更容易消化和吸收。其中包含的营养元素、生长因子、活性细胞、DHA和ARA等，对婴儿大脑发育起着非常重要的作用。

◉ 蔬菜类

蔬菜是我们餐桌上顿顿不可缺少的食物，各种各样的蔬菜为人体补充着各种各样的营养元素。每一种蔬菜所含的营养元素各有不同。那么，哪几种蔬菜对孩子来说"补脑"效果更好呢？

（1）菠菜

菠菜是我们生活中很常见的一种蔬菜，素有"营养模范生"的称号。美国芝加哥拉什大学研究发现，菠菜中含有的维生素C、维生素K、矿物质、辅酶Q10等100多种营养元素，有助于大脑保持警觉度与注意力。

（2）西蓝花

西蓝花被《时代》杂志评选为十大健康食品之一。它包含丰富的维生素、矿物质和蛋白质等，其中维生素K有助于儿童大脑智力发展。

（3）黄花菜

黄花菜的营养价值非常高，含有大量的蛋白质、钙、脂肪、胡萝卜素等人体所需营养，还含有丰富的膳食纤维。

黄花菜中的磷脂酰胆碱有较好的健脑、抗衰老的功效。这种物质对增强和改善大脑功能有着重要的作用，被称为"健脑菜"。

（4）黑木耳

黑木耳营养丰富，享有"素中之肉""素食之王"的美称，是负有盛名的滋补品。

据有关调查分析，每100克鲜木耳中含有蛋白质10.6克，脂肪0.2克，碳水化合物65.5克，纤维素7克，还含有硫胺素、核黄素、烟酸、胡萝卜素、钙、磷、铁等多种维生素及矿物质，其中尤以铁的含量最为丰富。

（5）马铃薯

加拿大营养学家发现，吃马铃薯可以改善人脑记忆力。马铃薯是一种营养元素内容全面、结构合理的蔬菜，尤其是其蛋白质分子结构与人体的基本一致，极易被人体吸收，吸收利用率几乎高达100%。

有营养学家研究指出："每餐只吃马铃薯和全脂牛奶就可获得人体所需要的全部营养元素"，可以说"马铃薯是接近全价的营养食物"。

（6）胡萝卜

胡萝卜的营养元素极为丰富，它含有蔗糖、淀粉、胡萝卜素、维生素B_1、维生素B_2、叶酸及多种氨基酸和钙等矿物质。其中所含的 β 胡萝卜素和其他天然营养物质有助于保护大脑。

◉ 坚果类

（1）核桃

核桃是公认的"补脑"神器。以前人们说核桃补脑，大多源于其形状与人类大脑相似。其实，核桃补脑是有科学依据的，核桃仁含有40%～50%的不饱和脂肪酸，而构成人脑细胞的物质中约有60%是不饱和脂肪酸。

核桃含有丰富的维生素B、维生素E，能预防细胞衰老，对大脑发育很有裨益，能增强记忆力。

（2）榛子

榛子的营养价值很高，与核桃一起被认为是补脑的首选坚果。榛子中含有好的脂肪、蛋白质和氨基酸，其中维生素E、维生素B_6、维生素B_2是叶酸与膳食纤维的来源，有助于脑细胞再生，可以改善记忆力。

（3）腰果

腰果的蛋白质含量高达21%，含油率达40%，并且各种维生素含量也很高，对于宝宝大脑发育有很好的作用。孕妇可以多吃些腰果，对胎儿的大脑发育也很有益呢！

◉ 水果

（1）苹果

苹果是日常生活中比较常见的一种水果，它的作用有很多。学龄前是幼儿大脑发育的关键期，苹果有利于增强幼儿的记忆力，家长可以多给孩子吃点儿苹果。

（2）蓝莓

英国雷丁大学的研究人员选择了21名7～10岁的小学生进行关于蓝莓的实验。他们被分成两组，一组喝下蓝莓汁，另一组喝下安慰剂。研究要求儿童看着电脑屏幕上的各种箭头，按下与其相对应的按键，并多次重复。

结果显示，在选择正确的前提下，喝蓝莓汁组的孩子的反应速度要比喝安慰剂组的孩子快9%。多吃蓝莓，对于孩子的脑部发育有明显促进作用。

（3）牛油果

牛油果被评为营养价值最丰富的水果之一，有"一个牛油果相当于3个鸡蛋"之说，可见其营养价值有多高。牛油果含有蛋白质、氨基酸和多种维生素，以及一些矿物质，对宝宝的大脑发育有促进作用。

◉ 肉类

对孩子大脑发育比较好的肉类，大部分妈妈会选择鱼类。因为鱼肉含有丰富的蛋白质，且容易被人体吸收，能够给宝宝提供充足的营养。尤其鱼肉中含有DHA，这是促进儿童大脑发育和智力发展的关键。

对年龄较小的宝宝，妈妈可以选择鳕鱼。这种鱼没有刺，很适合幼儿吃。而且，鳕鱼属于深海鱼，它特有的深海鱼特性保证了它拥有独特的营养！

5.4 儿童食育提升幼升小的七大能力

食育在每一个孩子的成长过程中，都起着很重要的作用。除了饮食，儿童食育还能提升很多能力。比如，孩子选择食物的能力（养成健康的饮食习惯），关于一道菜的制作能力、品鉴能力、欣赏能力，或者蕴含在食育中的数学能力、科学能力、语言能力等。这些都是通过食育所能获得的能力，所以食育是根本，是德、智、体教育的基础。

从小接受食育的孩子，在幼升小后，他的能力要比其他小朋友更强一些。

本节你将了解如下内容：

❶ 观察能力

❷ 运算能力

❸ 表达能力

❹ 记忆力

❺ 空间想象能力

❻ 逻辑推理能力

❼ 动手操作能力

5.4.1 观察能力

很多妈妈对于食育的了解，还停留在保证孩子营养饮食的状态。所以，常会出现一种现象，妈妈负责做饭，孩子负责吃饭。而我认为，食育最重要的是让孩子参与。

日本的食育在全世界排名前列，有一个主要的原因是，他们更注重细节教育。大概几年前我看过一个视频，印象非常深刻。视频讲述一位妈妈带孩子享受从采摘到择菜、洗菜，再到炒菜的整个过程。

日本妈妈经常带孩子去有机农场，让孩子自己挑选想吃的蔬菜。从挑选到采摘再到结账，全由孩子独立完成。接下来，妈妈邀请孩子进入厨房，一起择菜、洗菜、切菜的同时告诉孩子正确的姿势、手法。整个炒菜的过程中，孩子在一边观看，妈妈会适当地告诉孩子放什么调料，怎样翻炒。

日本的小朋友在三年级要学习设计食谱，为家人准备早餐。所以，日本家庭从小就会培养孩子良好的生活习惯，让孩子真正做到身、心、脑全面发展。

这样的食育过程是有趣的，孩子可以全程观察到食物的颜色、形状、大小和其他细节，以及一道菜的制作过程。通过食育，慢慢培养孩子观察的习惯（尤其在6岁以前）。

观察能力是孩子学习知识的基本能力，观察能力越强的孩子，学习能力就会越强。他们喜欢观察，善于发现，对世界充满好奇心、求知欲，对所有新鲜事物感兴趣。拥有自觉的观察能力对于孩子来说是很可贵的，因为他懂得自主学习，而不需要别人告诉他该怎样去观察，怎样去学习。

5.4.2　运算能力

网络上经常会发出一些家长辅导孩子做作业的视频，视频中孩子做不出计算题，家长怎么教孩子都教不会，于是家长吼、孩子哭，弄得家里"鸡飞狗跳"。

对于小学低年级的孩子来说，数学计算题是重点也是难点。孩子之所以对计算题不敏感，一方面因为孩子刚从幼儿园进入小学，一时间适应不了新的环境，表现出注意力不稳定；另一方面因为孩子在幼儿园时期没有形成运算能力，更没有得到很好的发展。

如果孩子在6岁以前接受了良好的食育，那么他的运算能力会比较强，上面的情况也会较少发生。

我记得大宝第一次接触数学是在刚刚学会爬的时候，奶奶把孩子抱到两盘苹果面前，盘中分别放着3个苹果和9个苹果。

奶奶问："宝宝，你看看哪儿的苹果多呢？"大宝瞪着两只圆圆的眼睛很配合地认真看着面前的苹果。

大宝爸爸乐着说："妈，孩子现在还不到1岁，你问哪个多，他怎么可能懂？"

奶奶一本正经地回答说："我那天问一位老师朋友，她说孩子在婴儿阶段就有估算的数学能力，我想测试一下，说不定还能激发孩子在数学方面的天赋呢。"

听后我们都很认真地观察大宝的表现，只见他在两盘苹果间来回看了几遍，然后手伸向了盛有9个苹果的盘子。原来孩子有天生的数学直觉，他能判断数量的多少！

知道孩子有这样的能力后，我试着根据孩子的年龄来引导发展他的数学能力。比如2岁左右的孩子处于数数的关键期，我利用食育来教大宝认识数字，我将食物与数字相结合，这样孩子对数字和数量就会有相对应的了解。

大宝到了4岁左右，已经能计算10以内的加减法了，这一切都是教学与食育相结合的结果。比如有10个苹果，我让大宝算算，把这些苹果分给家里每一个人后还会剩下几个。他一开始不太确定，我就把全部的苹果放在一起，然后分出给家人的个数，引导大宝去数剩下有几个苹果，我再配合写出公式，让孩子在这样的实物练习中提高运算能力。

孩子的运算能力不能全靠课本，日常生活中的点点滴滴都可以训练孩子的这种能力，而且生活中的练习会让孩子更有兴趣。父母可以通过食育，教孩子认识数字、数量、时间、重量、刻度、温度的变化等。

5.4.3 表达能力

闺蜜的儿子柚子刚过3岁，有天我们一起吃饭，中途小家伙一边用勺子将汤舀进碗里，一边嘴里念念有词："加点水，加点酱油，搅拌一下，等个10分钟就可以吃饭了。"我问闺蜜："柚子从哪里学的这些做饭的流程？"闺蜜有些无奈地说："前几天我在厨房做饭，柚子一直跟在后面，不停地叫我陪他一起玩。为了安抚他的情绪，我便把做饭的流程跟他说了一遍。没有想到他竟然把这些都记下来了，还模仿呢！"

3岁的柚子确实特别爱说话，他不停地与人交流，词汇量越来越大。让我惊讶的是，他竟然可以在厨房一边等妈妈，一边眼看耳听去观察到更多的内容。这就是孩子天生的一种学习能力，就像他看到一个小洞里露出来一点东西，他就会不停地去抠那个小洞，来满足他想要彻底了解小洞里究竟藏着什么东西的欲望。

3岁是孩子语言发展的敏感期，他会不停地观察身边人说话的语气、内容，然后模仿。父母可以在抓住这个黄金期，与孩子多交流，多培养他的表达能力。

比如父母和孩子一起品尝苹果。父母可以准备一些关于苹果成长过程的图片给孩子看，或者直接带孩子到苹果园摘苹果，让他更直观地认识到苹果的来龙去脉。用语言引导孩子观察苹果是什么形状、什么颜色、什么味道的，然后给孩子讲述苹果长在哪里，经过怎样的培育、经过多长时间才能成长为一个苹果。

这是一个完整的过程，在这个过程中，孩子不仅学习了新鲜的词汇、认识了苹果，他还会记住并将这些内容倾诉给其他人，锻炼表达能力。

等孩子升入小学后，在公共场合表现的机会越来越多，而拥有良好的表达能力，会让他大放异彩。

5.4.4 记忆力

同事小路抱怨孩子记忆力特别不好，背诵一篇文章，她都听会了，但孩子还磕磕巴巴背不下来。小路一脸无奈地说："我真的不知道该怎么办，孩子挺聪明的，可就是记不住东西。"

记忆力好的孩子，通常学习成绩都很不错。除了天生的成分，好的记忆力更多的靠后天的训练，恰当的训练方法可以帮助孩子提升记忆力。对于 3 ~ 6 岁的孩子来说，兴趣是记忆的关键。

侄女乐乐升入小学后，经常被老师夸奖记忆力好。很多课文老师只要说一遍，她基本就能全部记住，因此也能考出很好的成绩。有家长问表嫂"是不是给孩子吃了什么营养品"，表嫂说："没有特别补充什么营养品，我只是给孩子搭配了一些营养膳食，其实主要是孩子感兴趣。"

乐乐的语言敏感期从 2 岁 9 个月开始，妈妈便有意识地引导孩子记忆。因为孩子喜欢吃水果，妈妈利用这一点来对乐乐进行记忆训练。比如，准备三种水果：芒果、桃子、葡萄，妈妈把每一种水果的生长地点、生活环境、成熟的时间、口感等说给乐乐听，之后让乐乐记忆并且复述。

一开始乐乐感觉很难，所以妈妈会准备一些图片，自己扮演各种水果，用夸张的语气讲述每种水果的"生长史"。这种有趣的方式把枯燥乏味的知识点转化成生动有趣的形象，引导孩子利用想象力把这些知识点串联起来。

妈妈抓住乐乐正处于语言敏感期、求知欲旺盛的特点，利用孩子喜欢的食物，培养孩子的记忆力。后来，乐乐不管学习古诗，还是课文，都会用一切有趣的形式进行记忆。这种独特的记忆方式，不仅锻炼了孩子的语言能力、想象力，还够激发了孩子更多的兴趣，比如模仿声音，乐乐很喜欢模仿各种动画形象的声音。

有趣的记忆方式，除了激发孩子的兴趣，还能提高专注力。这也是孩子升入小学以后特别重要的一种能力。

5.4.5　空间想象能力

空间想象能力是人们对客观事物的空间形式进行观察或触摸，并在脑海中投射影像和进行影像组合的抽象思维能力。简而言之，就是在脑海中对客观世界进行模拟和推演的能力。

生活中有很多"路痴"，别人告诉他东南西北，他却始终找不到方向，主要原因就是空间想象能力不强。美国宾夕法尼亚州立大学地理学院院长罗格·道斯曾说："如果不对空间思维加以重视，将无法培养出21世纪会学习、懂生活的年轻一代。"可见空间想象能力对于孩子来说有多重要。

大宝4岁3个月的时候，动手能力特别强，无论我在做什么，他都会过来跟着掺和。有天我在切菜，他也拿出来他的小刀、小案板，从蔬菜盆里拿出一根黄瓜学样子切起来。过了一会儿他跑过说："妈妈，黄瓜切开会变成小圆片，摆到一起就变成了长长的黄瓜，太神奇了。"

听他说完，我引导他："你可以再看看，没切的黄瓜是什么形状的。"

大宝拿着黄瓜观察了一会儿，说："长长的，圆圆的，两头有点尖尖的。"

我说："黄瓜有点像圆柱体，如果你换一种切法，黄瓜会变成其他形状。"

那天，大宝把黄瓜切成了各种形状，黄瓜丝、黄瓜丁，还有半月牙状的黄瓜片……无论切成哪种形状，他都知道黄瓜原本长什么样子。

从那之后很长一段时间，他特别喜欢研究食物，吃到什么食物，都会告诉我它原本是什么样的。当他能把这些食物原本的样子说出来的时候，他的空间想象能力已经得到了很好的发展。对孩子来说，空间想象能力光靠想象是没有用的，必须动手操作，通过观察、触摸才能对其有完整的了解。

所以，家长应多引导孩子去触摸一些食物，逐渐积累、强化空间想象能力，久了孩子对空间的感知会更加明确。一项研究显示：人类80%的智力是在小学前形成的。相对于知识来说，智力的前期开发比后天努力要更有效。而3~6岁，正是培养空间感的最好时期。

5.4.6　逻辑推理能力

逻辑推理能力是指对事物进行观察、比较、分析、判断、推理，采用科学的逻辑方法，准确而有条理地表达自己思维过程的能力，简单说，就是正确、合理地思考和分析问题的能力。

对孩子来说，逻辑推理能力是学好各门学科的基础，尤其是数学。升入小学，孩子会遇到很多应用题，逻辑推理能力强的孩子，理解能力就强，答题成功率也会更高。

当然，逻辑推理能力不仅运用在学习中，日常生活中也需要具备这样的能力。而逻辑推理能力并非天生具有，要靠后天培养。3~6岁被认为是培养孩子的逻辑推理能力的关键期，所以父母一定要好好利用这个时期。

很多父母表示，不知道该怎样培养孩子的逻辑推理能力，其实食育就是一种很好的方式。

大宝有一天早上吃鸡蛋，爸爸问："Summer，你知道鸡蛋从哪儿来的吗？"

大宝回答："从超市里面来的。"

其实很多孩子都会有这样的认知，不知道这些食物的来源，只是看到爸爸妈妈从超市里把它们买来，就认为是从超市来的。

爸爸意识到这个问题，继续问："鸡蛋是从超市买来的，那它们是怎么到超市的呢？"

大宝说："是别人把它们拿进去的。"

爸爸追问："那在别人拿进去之前，它们从哪里来？"

大宝认真思考了一下回答："不知道。"

爸爸又问："那你想知道它到底是怎么来吗？"

大宝很快回答："想！"

为了研究鸡蛋怎么来，爸爸带大宝去了养鸡场。回来后大宝高兴地与我分享："妈妈，鸡妈妈生出的不是小鸡，而是鸡蛋。鸡蛋从鸡妈妈肚子里来，那小鸡是从哪里来的呢，你知道吗？"他得意扬扬地把问题抛给我。

我假装思考了一会儿："鸡妈妈生的是鸡蛋，那小鸡怎么来的呢？你告诉我好吗？"

大宝迫不及待地回答："鸡妈妈生出鸡蛋，小鸡是从鸡蛋里孵出来的。"为了见证鸡蛋可以孵出小鸡，父子二人甚至制订了"孵小鸡"计划。

这就是培养孩子逻辑推理能力很好的方式，餐桌上根据所吃的食物抛出问题，引导孩子思考，不知道答案就去寻找答案，这样孩子会慢慢养成爱思考的习惯。有了思考能力，慢慢延伸出解决问题的能力，整个过程就锻炼了逻辑推理能力。

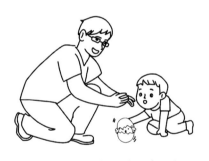

和爸爸一起观察小鸡孵化

5.4.7　动手操作能力

我国的小学教育在培养学生动手操作能力方面比较薄弱，一般课堂采用的教学模式是老师讲、学生听。胡克英先生在《小学教学简论》中，曾经多次提到过这个问题，他说："儿童动手操作活动具有特殊的学习实践形式"。

不仅学校教育中存在这个问题，在家庭教育中，"衣来伸手，饭来张口"的现象也是常见，孩子普遍缺乏动手操作的意识，家长给孩子参与的机会也比较少。

朋友老李在很多人眼中是个"奇怪"的妈妈，她从小就培养儿子小书当一个会做饭的小暖男。她的理由是："现在姑娘们都不会做饭，儿子会做饭多吸引目光，以后找媳妇儿也不用发愁喽。"每次讲到这个理由，都会逗乐周围人。

实际上，她的目的是培养孩子的动手操作能力。老李说："现在的孩子都只会玩玩具，对其他的一概不知。很多孩子进入社会以后，连自己都照顾不好。我带孩子一起'下厨房'，是希望他能够有主动动手的意识。只有把自己照顾好，才会有意识照顾身边其他人。"

老李其实是一位很有远见的妈妈，这一点从孩子升入小学后的表现就能够证明。课本上的知识，别人会想办法背诵、记忆，而小书则是想办法将课本里的知识立体地展示在自己面前。只要能动手实验，他就会搜集身边可用的物品进行操作，不断用这种方式来满足自己的好奇心、求知欲。所以，一直到小学毕业，小书的各方面能力都特别出众，除学习成绩优秀，他还经常主持学校的大型晚会，代表学校参加奥数比赛并获得一等奖。

记得有一期《向往的生活》，黄磊在节目中提到了在厨房做饭这件事情。他说："做饭其实挺费脑子的，需要考虑这些饭菜的安排，需要统筹。"动手操作能力从来都不只是动手那么简单，它包含了很多综合性的能力，统筹能力、思考能力、审美能力、观察能力等。所以，通过食育培养孩子的动手操作能力是最轻松愉快也是最见效果的一种方式。

让宝宝变聪明的美食

紫菜炒饭

紫菜的蛋白质和矿物质含量丰富，对于孩子的神经发育和脑部生长很有好处。

食材：米饭、干紫菜、葱花、盐。

备料：紫菜撕成小块。

做法：

1. 锅内放油，将紫菜炸酥，捞出放在吸油纸上吸油；

2. 另起锅，倒油，放葱花爆香；

3. 加入米饭和紫菜翻炒，加盐调味。

核桃鳕鱼

食材：鳕鱼、核桃仁、蒸鱼豉油、柠檬汁、葱末、蒜末。

备料：鳕鱼洗净，核桃仁掰成碎块。

做法：

1. 鳕鱼加柠檬汁蒸10分钟；

2. 锅中倒油，加葱末、蒜末爆香，放入核桃碎炒香；

3. 把炒好核桃碎倒在鳕鱼上，淋蒸鱼豉油即可。

06
Chapter

第6章

用食育的方法解决宝宝吃饭问题

食育既是一种家庭教育的概念，也是发展亲子关系的抓手。更现实的是，运用食育的方法，能够帮我们解决很多孩子在吃饭上遇到的问题，比如第一章提到的偏食、挑食、吃饭不认真等。本章我们就具体介绍一些培养良好饮食习惯的方法。

6.1 提取食育要素培养孩子良好的饮食习惯

食育，是一种非常古老的教育方式。最初的食育，是为了填饱肚子，大家学习如何捕获动物，尝试什么东西能吃，什么东西不能吃；现在的食育已经不单单是生理的需求，随着一代又一代文明的更迭，食育变成了一种包罗万象的教育。除了营养搭配、饮食习惯、餐桌礼仪外，食育还包含艺术想象力、人与自然的关系等一系列内容。

自从有了宝宝后，我经常有一种错觉，觉得身边接触食育的朋友越来越多。其实，每个人从出生开始就已经在接受食育了，只是我们从来没有正视过。有了宝宝之后，妈妈开始研究如何让孩子吃得更好、如何培养孩子良好的饮食习惯和餐桌礼仪等，这时才发现食育如此重要。

本节你将了解如下内容：

❶ 培养良好的饮食习惯的重要性
❷ 对食物怀有感恩之心
❸ 了解食物营养，养成不挑食的习惯
❹ 保持愉快的心情进餐

6.1.1　培养良好的饮食习惯的重要性

父母最大的心愿是希望孩子拥有健康的身体。身体是本钱，只有健健康康才能拥有美好的未来。而想要身体健康，建立良好的饮食习惯是重要的因素之一。

身边很多家长都有共同的烦恼——孩子不好好吃饭，经常挑食，营养摄取不均衡。其实，让孩子从小拥有良好的饮食习惯，这些问题都会迎刃而解。

◉ 拥有良好饮食习惯的孩子身体健康

有一位妈妈，她儿子小威今年5岁，体重却相当于八九岁的孩子。平时小威爱吃肉，很少吃蔬菜，还喜欢吃膨化食品，晚上跟着爸妈吃烧烤也是经常的事情。夫妻俩一直觉得，比起不好好吃饭的孩子，儿子太让他们省心了。所以，小威想吃什么，他们尽量满足什么。

有一次幼儿园体检，医生告诉小威妈妈："小威体重与年龄不相符合。5岁正常男童的体重范围应在13.5 ~ 27.85公斤，而小威的体重已经超过32公斤，相当于正常9岁男童的体重。如果这种情况一直延续，小威极可能会有小儿肥的症状发生。"听到医生的话，小威妈妈才意识到，没有及时培养孩子良好的饮食习惯，影响竟有多么大。

很多父母会有这样的误区，认为只要孩子吃得好，吃得香，身体自然会棒棒的。其实，仅仅吃是不够的。孩子一出生，对食物的认知是空白的，需要父母给孩子做科学、健康的饮食规划，一点一滴培养他建立良好的饮食习惯。

叶圣陶先生曾经说，教育就是培养习惯。

◉ 良好的饮食习惯促进孩子大脑发育

不好的饮食习惯会对孩子大脑的健康发育产生不利的影响。比如，吃太饱、不重视吃早餐、嗜甜食等。

孩子吃饱、吃好，是每一位家长都希望的事情，但孩子很难控制自己的食量。如果长期吃太饱，会造成大量血液在肠胃中聚集，令脑部缺氧，影响智力发育。

一天中最重要的就是早餐，不吃早餐的孩子，其身体和大脑得不到正常的血糖供给，大脑营养不足，自然影响脑部发育。

孩子脑部发育需要充足的蛋白质和维生素，而喜欢并长期吃甜食，不仅损坏胃口，还会降低食欲，进而影响蛋白质和维生素的摄入，影响大脑的正常发育。

孩子大脑的发育黄金期在6岁以前，所以，建立良好的饮食习惯，是促进孩子大脑发育的重要因素之一。

6.1.2 对食物怀有感恩之心

我们小时候都学过一首古诗《悯农》，如果有剩饭，爸爸妈妈就会教育我们："锄禾日当午，汗滴禾下土。谁知盘中餐，粒粒皆辛苦。"让我们心怀感恩，珍惜每一粒来之不易的粮食。

但随着生活条件越来越好，我们对孩子却忽视了这样的教育。所以，孩子剩饭的情况屡见不鲜，我们作为家长常用的办法是：自己把孩子的剩饭吃掉。但这样的做法，是十分不利于孩子建立良好的饮食习惯的。

◎ 对食物心怀感恩之心

大宝上幼儿园之后，每次吃饭前，老师都会让小朋友念感恩词。有一天回家，大宝要求家里每一个人都跟着他念："感恩父母养育之恩，感恩老师辛勤教导，感恩同学关心帮助，感恩农夫辛勤劳作。"并且告诉大家："要珍惜粮食，农民伯伯很辛苦，以后我要把饭都吃光光。"

关于大宝的幼儿园教育孩子对食物怀有感恩之心这件事情，我非常赞同。食物是人类生存的基础，作为父母，我们为孩子烹饪出好吃的食物，同时也应该教给孩子对食物怀有感恩之心。孩子对每一份食物抱有珍惜之情，就会认真对待它们，自然也会好好吃饭。

◎ 体验种植的过程

朋友张伟，每年春天到了播种的时刻，都会与妻子带着儿子豆豆，去体验种植蔬菜的过程。豆豆从3岁开始，种过玉米、马铃薯、番茄、花生等。从耕地、种植、浇水、施肥、除草、成长，到结出果实，只要张伟夫妇俩有时间，每个环节都会带豆豆参与。所以，豆豆体验过在乡间农田被太阳暴晒的感觉，看过蔬菜从发芽到成长的过程，也懂得农民伯伯耕种的辛苦。

每年秋天，张伟都会与豆豆设计一些好看的包装，把他们收获的蔬菜送给朋友们，并且骄傲地告诉朋友："这些都是我们种的，很好吃。"

现在豆豆8岁，他们已经坚持了5年。在同龄的孩子当中，豆豆的感受能力与共情能力更出色，张伟说："想让孩子珍惜食物，最直接有效的方法就是让孩子动手参与种植，只有体验过这个过程，他们才更懂得食物的珍贵。"

◉ 了解食物的烹饪过程

我曾经听过这样一句话："世界上最好的亲子活动，就是一起下厨房。"生活中，很多爸爸妈妈害怕麻烦，选择将孩子拒绝于厨房之外。在我看来，让孩子走进厨房的好处有很多。

首先可以让孩子了解食物的烹饪过程。在厨房，孩子可以观察到从面粉到面团再揉捏蒸熟成馒头的过程，也可以了解到蔬菜是用怎样的方式烹饪成我们喜欢吃的口味的。

其次参与烹饪过程，可以提高孩子的想象力和动手能力。比如，将面团揉、捏、切，并剪成各种不同的样子，只要孩子想得到，就可以让他们随意创作；可以在米饭上创作出不同小动物的样子；可以把胡萝卜切成各种形状，等等。

最后有助于孩子养成良好的饮食习惯。孩子参与到制作食物的过程中，他们会获得参与感和满满的成就感。这样，父母就不用再担心孩子不好好吃饭了。相反，他们会怀着愉悦的心情将食物统统吃完。

6.1.3　了解食物营养，养成不挑食的习惯

2015年，北京大学健康科技中心的研究人员做过一个关于儿童挑食的调查，研究人员统计了我国9个城市及农村地区739位健康儿童的饮食情况。数据显示，挑食的儿童比例达到59.3%，同时，这一部分儿童智力明显较低于其他儿童。

孩子为什么会出现挑食的问题，一般有以下几个原因。

（1）烹饪方法单一。

孩子不喜欢吃某种食物，最主要的原因是，家长做饭的烹饪方法单一，致使孩子难以接受某种食物的味道。舌头是有记忆功能的，喜欢什么味道，不喜欢什么味道，都会记得很清楚。

大宝1岁多的时候，有一次奶奶给他做了胡萝卜，奶奶觉得孩子年龄较小，所以调的味道很淡。结果大宝刚吃了两口，就把胡萝卜都吐了出来，无论奶奶怎么哄，他都闹着不吃。后来只要看到胡萝卜颜色的食物，大宝就不吃。直到我把胡萝卜切成不同的形状，并与大宝喜欢吃的食物混在一起烹饪，他才慢慢开始接受。

所以，家长要多变换一些烹饪方法，让孩子接受不喜欢吃的食物。育儿专家表示：孩子最好在6岁之前就养成良好的饮食习惯。在成长时期，孩子拥有健康的饮食方式和生活习惯，会降低成年后患各种慢性病的概率。

（2）父母的"放纵"。

邻居王太太自称是"放养型"的妈妈，她表示，孩子就应该想

做什么就做什么，想吃什么就吃什么。所以，我们经常能看到她的孩子吃薯片、虾条，喝可乐，跟着爸爸妈妈出去聚餐。结果孩子从上幼儿园大班开始就生病，检查结果是得了紫癜。医生建议在家休养几年，同龄的孩子已经上小学3年级了，王太太家的孩子才入小学。

本来是快快乐乐与小朋友玩耍的年纪，却因为父母不重视孩子的饮食营养搭配，使孩子的身体出了问题，甚至他正常的生长轨迹都因此被改变了。

有专家认为，孩子偏食、挑食，实际上是一种心理障碍，主要的原因在家庭。父母是孩子（尤其6岁以前）饮食习惯形成的最重要的引导者与帮助者。孩子不喜欢吃某种食物，家长理所应当地认为孩子不喜欢吃就不要吃嘛。这种让步让孩子形成了"只要不喜欢就不吃"的习惯。

（3）孩子不懂得食物的营养。

有些父母能做到为孩子搭配营养健康的饮食，但很少有父母能做到让孩子了解食物的营养。

遇到孩子挑食的问题，首先，父母应该用讲故事的方式，引导孩子理解身体为什么需要很多营养，挑食为什么会危害身体健康；其次，父母应该让孩子了解一些简单的食物营养，比如牛奶、鸡蛋含有人体需要的蛋白质，吃这些食物可以让人变得更聪明，个子长得更高；最后，父母可以在任何时刻跟孩子提及食物的营养。比如在孩子吃苹果的时候提出问题："宝宝，你知道苹果有什么营养吗？"然后用孩子能理解的语言告诉他苹果的营养价值。

在孩子了解了食物的营养价值后，挑食的问题也会更容易解决。其实，6岁左右的小朋友大脑发育已经接近成人，跟他探讨食物营养价值的问题是完全可以的。只要家长肯动脑筋，沟通时找一些孩子喜欢的方式，他就会接受。

6.1.4 保持愉快的心情进餐

在本书的开始，我提到过日本女子营养大学副校长五明纪春博士的家庭亲子餐桌5W1H规则。5W1H规则主要包括：WHY（为什么吃）、WHO（和谁一起用餐）、WHAT（吃的是什么）、WHEN（什么时候吃）、WHERE（你在什么地方吃）、HOW（应该怎么做）。

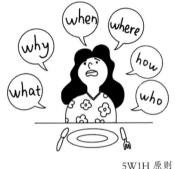

5W1H 原则

5W1H规则不仅要求为孩子提供安全卫生、营养平衡的饮食，还要求营造良好的用餐环境，以及有规律的用餐时间。更重要的是，为孩子营造轻松愉快的用餐氛围。

⊙ 为孩子营造一个轻松愉悦的用餐氛围

中国很多家庭有一个共同点，就是喜欢在餐桌上谈论孩子的问题，孩子常常因为被批评而不能愉快地进餐。

人的心情有喜怒哀乐，胃同样有喜怒哀乐。当父母批评孩子时，他的情绪会变得低落，精神萎靡不振，胃部因为情绪问题变得紧张，从而变得没有食欲。久而久之，情绪问题造成胃肠不适，吃不下，不想吃。

聪明的父母通常会在饭后过一段时间与孩子谈心。一般在饭后人们会延续吃饭时的愉悦心情，在这种相对轻松的氛围中谈心，孩子觉得舒适，也会比较能够接受父母的批评和建议。

◉ 多花些心思设计菜谱

我欣赏日本的食育最重要的原因是，日本妈妈对每一餐都花心思对待：用心设计不一样的菜谱，用不同的器皿盛菜，偶尔改变用餐地点，吃饭时会放一些轻柔的音乐。

这些改变都会让孩子保持一种因为新鲜而产生的愉悦感，这种愉悦感不仅可以让孩子增加饭量，还能让身体更好地吸收营养。

所以，一日三餐多花些心思为孩子准备，哪怕简单的米饭上放一朵用胡萝卜刻的小花，都可能让孩子对这一餐充满期待，轻松、愉快地吃下去。

宝宝总不好好吃饭，巧用习惯回路帮孩子建立独立进餐的习惯

身边的妈妈们聊起孩子的吃饭问题，大多数都这样抱怨：孩子

不好好吃饭的时候，她们会特别着急，甚至冲孩子发脾气，总觉得她们花了心思做饭，但孩子一口都不好好吃，真气人。

我曾经咨询过做儿科医生的朋友，她表示："儿童时期孩子不好好吃饭是很正常的现象，家长不要过于着急，找对方法才是关键。"所以，作为父母，应该先平心静气地接纳孩子不好好吃饭的问题，再去想如何解决问题。

本节你将了解如下内容：

❶ 宝宝不好好吃饭的原因
❷ 巧用习惯回路解决孩子吃饭问题
❸ 帮助孩子养成独立进餐的习惯

6.2.1　宝宝不好好吃饭的原因

对父母来说，让孩子好好吃饭，是一件需要斗智斗勇的事情。不仅要有耐心，还得在孩子的饮食及习惯等方面巧花心思。所以，遇到孩子不好好吃饭，父母首先要做的是，分析他不好好吃饭的原因。根据我养育两个孩子的经验和身边妈妈们提供的案例，并结合我多年的探索和研究总结，不好好吃饭的孩子一般分为以下几种类型。

（1）挑着吃，吃得到处都是。

周末带大宝去高中同学家做客，同学女儿梅梅与大宝年龄相仿，两个小家伙很容易玩在一起。吃饭的时候，我发现梅梅的小动作特别多，不好好吃饭，还喜欢在每一个餐盘中翻拣。同学有些尴尬地说："这孩子特别挑食。"一边解释，一边将梅梅喜欢吃的食物夹在她的盘子里。一顿饭结束后，梅梅面前的餐桌上一片狼藉。

大部分孩子都挑食，但作为父母，应想办法帮助孩子克服这种情况，而不是孩子不喜欢吃就纵容他不吃，孩子在盘中挑拣就任由他挑拣，孩子吃得满桌满地到处都是却不明确告诉他这种行为不好。

6岁以前孩子所发生的不好行为，如果不及时纠正，可能就会形成习惯并伴随孩子的一生。所以，在孩子无法辨别"好坏"的年纪，父母要帮助孩子规范行为，养成良好的饮食习惯。

（2）喂着吃、追着吃，不喂就不吃。

你见过这样一种现象吗？孩子在前面跑，家长拿着碗举着勺子在后面追，一边追一边喊："宝贝再吃一口。"这种家庭普遍存在的问题是：孩子不需要动手，只要张嘴就可以。孩子吃得慢，家长喂；孩子吃得到处都是，家长喂；孩子没吃饱，家长再喂几口。结果导致孩子形成习惯性依赖，只要家长不喂，就不吃。久而久之，孩子变成一个只懂得咀嚼的"人形机器"。

曾有一档节目，16岁女孩玩着手机，家长在旁边拿着勺子喂饭。他们认为这是对孩子的宠爱，却不知这样的行为助长了孩子的坏习惯。所以，孩子不好好吃饭的原因是家长"越界"了。

（3）吃饭看动画片，不让看就不吃。

闺蜜的儿子东东是一个很典型的不让看动画片就不吃饭的孩

子。因为爸爸妈妈平时忙，东东在上幼儿园之前，都是由爷爷奶奶带着。孩子上幼儿园后，当老师告诉东东妈妈，需要家长配合改掉东东吃饭存在的问题时，她才意识到这个不好的习惯的严重性。

有一部分家长为了让孩子能够安静吃饭，便用动画片来吸引他的注意力。结果，孩子确实是安静下来了，但注意力全部集中在动画片上，对饭是什么味道，他根本不关心。

6.2.2　巧用习惯回路解决孩子吃饭问题

每个孩子不好好吃饭的原因不尽相同，该用怎样的方法解决这个问题让很多家长头疼。毕竟，幼儿时期是每个人一生发展的最初阶段，是身体发育的关键期，也是行为习惯养成的最佳时期。所以，在培养孩子良好的饮食习惯方面，父母应该十分严谨。

其实我们可以利用习惯回路来解决孩子不好好吃饭这个问题。

◉ 什么是习惯回路

每个人都有属于自己的习惯，比如，饿了会找坚果吃、渴了会拿起手边的手杯。这一系列习惯化行为靠的是大脑的基底核，该过程被称为"组块化"，大脑将一系列行为变成一个自动的惯常行为，也是习惯形成的基础。

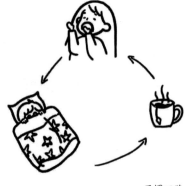

习惯回路

美国著名心理学家詹姆斯曾经说："所有人的生活都有其明确的形态，其实都是由各种各样的习惯构成的。"

我们每天做的大部分选择并非深思熟虑之后的决定，40%是习惯的产物。

美国著名商业调查记者查尔斯·都希格综合了近二十年科学家与商业界对于"习惯学"的研究，著成《习惯的力量》一书，向大众揭示了习惯的组成，即习惯回路。这本书中很多科研案例告诉我们：习惯是神经系统的自然反应，每一个习惯都存在回路。习惯的回路由三个部分组成：暗示（cue）、惯常行为（routine）和奖赏（reward）。

（1）暗示：指某一个画面、动作或者声音，进入大脑提示人做出某种习惯性的行为。比如妈妈在厨房忙碌，孩子看到这个画面，得到的暗示就是该吃饭了。

（2）惯常行为：被暗示所触发的习惯行为就是惯常行为。比如，孩子接到吃饭的暗示之后，他会帮忙拿餐具，或直接坐在餐桌旁等待，这些在接到暗示之后做出的一系列反应就是惯常行为。

（3）奖赏：指在惯常行为之后得到的奖励，可以让人快乐的因素。比如当孩子帮忙摆好餐具之后获得妈妈的表扬，就是一种情感上的奖赏；或者一个习惯赖床的人，早上听到闹铃响起会习惯性地将其关掉，继续睡觉，这是使身体获得一种轻松愉悦的奖赏。

◉ 巧用习惯回路，帮孩子好好吃饭

在行为心理学中，要形成一个新的习惯至少需要巩固21天。

所以，家长利用习惯回路帮助孩子养成好好吃饭的习惯，同样也需要比较长的时间。随着暗示和奖赏的反复强化，强烈的参与意识和欲望出现，最终形成好的习惯。此时，大脑已不需要完全参与决策。

邻居林太太经常因为女儿妞妞不好好吃饭而苦恼，带孩子看过医生，给孩子吃过健胃消食片，林太太也想各种办法做好吃的，但妞妞依旧吃得很少。了解详细情况后我发现，妞妞不好好吃饭的主要原因是，家里有随处可见的各种零食。

随着生活水平的日益提高，孩子能选择的零食越来越多。我们都知道，儿童对零食是没有抵抗力的。不到饭点饿了，孩子可以随时得到零食；学习累了、无聊了，孩子也可以随时取来零食食用。家长若不予以制止，等到正餐的时候，孩子自然没有饥饿感了，又怎么能好好吃饭呢？

为了让妞妞好好吃饭，林太太开始重新培养孩子的用餐习惯。她把家中所有的零食都藏到妞妞不知道的地方，每次做饭都会邀请妞妞一起来参与，并且做了一张"好好吃饭"表。只要妞妞把正餐吃完，林太太就在表上贴上妞妞喜欢的卡通形象。根据孩子的表现，林太太会不定时地奖励给妞妞小零食。

一个月之后，林太太兴奋地表示，妞妞吃饭的状态明显变好。只要看到妈妈在厨房准备饭菜，孩子就会过来一起参与。看到"好好吃饭"表上越来越多的"奖励"，妞妞非常有成就感。

在帮助妞妞养成好好吃饭的习惯方面，林太太就巧用了习惯回路。首先，她邀请妞妞一起下厨房做饭，不仅让妞妞有了参与感，而且因为孩子参与了食物的制作过程，所以她吃得更加开心；其次，妞妞看到妈妈做饭就会去参与，已经养成了惯常行为，她在这个过程中获得了快乐；最后，林太太用了两种奖赏方式，即行为上的鼓励与实际奖励，让孩子知道好好吃饭可以获得快乐与成就感。

6.2.3 帮助孩子养成独立进餐的习惯

使用习惯回路帮孩子养成好好吃饭的习惯后，爸爸妈妈要继续培养孩子独立进餐的习惯。"独立"是一个迷人的词汇，代表着孩子的成长，代表着他可以自己做很多事情。

独立进餐的好处

很多父母在孩子上幼儿园后，还会习惯性地喂孩子吃饭。这样的习惯对父母来说比较省事，但对孩子来说却不是一件好事。这样做，不仅让孩子没有独立意识，还会让孩子在幼儿园因为不会自己吃饭而遭到其他小朋友的嘲笑。所以，父母一定要尽早培养孩子独立用餐的习惯，这会给他的成长带来诸多益处。

首先，独立进餐可以提高孩子的手眼协调能力。在孩子0～3岁的成长阶段，父母常会关注孩子语言的发展、大运动的发展，但往往忽略了孩子手眼的协调性。独立进餐的孩子根据知觉信息，运用适合的力度将饭送入口中，这就是手眼的协调运用。

不仅在进餐方面，写字、组装积木等都会锻炼孩子的手眼协调能力。手眼协调能力促进小肌肉与知觉协调运行，让孩子更好地适应环境的需求，从而促进其智力发展。

蒙台梭利认为，手是孩子智力发展的工具。所以，培养孩子独立进餐，不仅提高了手眼协调能力，对孩子的智力发展也大有好处。

其次，独立进餐的孩子可以获得成就感。大宝从1岁8个月开始，试图自己拿勺子吃饭，每次都会吃得桌子上、地上一片狼藉。虽然如此，每当他通过自己的努力吃到饭菜时，会乐得两只手不停地晃动。作为妈妈，这时能很清晰地感受到孩子独立进餐后的那种成就感与满足感。

在孩子的成长过程中，成就感非常重要。成就感可以提升孩子的自信心、勇气，当他具备这样的能力时，克服的困难越多，离成功也就越近。

最后，孩子能独立进餐，家长会非常轻松。所有的家长都认为，0～3岁是照顾孩子最累的阶段。不可否认，孩子在1岁前所有的一切都会依赖父母，因为他们尚不具备独立的能力；但1岁以后，孩子的独立意识萌芽，此时父母留心观察就会发现，当喂孩子吃饭时，他的两只小手会不断地挥舞，想抢夺你手中的勺子。此时，你不妨试试，让孩子用勺子喂自己吃饭。

慢慢地，孩子独立用餐的能力会发展得越来越好。当他们能自己独立进餐时，家长就可以很轻松了，那段"别人都在吃饭，我却在喂娃"的时光就正式跟你告别了。

◉ 抓住独立进餐的黄金期

所谓独立进餐的黄金期，是指在孩子成长过程中的某个阶段，更容易培养孩子的独立进餐习惯。每个孩子的特点不同，父母需要耐心观察，根据孩子的实际情况确定黄金期。

孩子独立进餐的黄金期有以下三个阶段。

（1）萌芽期：6～8个月。判断孩子是否到了黄金期，可以参考这样几个信号。

- 对餐具表现出浓厚的兴趣。喂孩子吃饭时，孩子想抢夺你手中的餐具，并好奇地摆弄，这是训练宝宝独立进餐的好时机。
- 吃饭喜欢用手抓。家长不必立刻制止孩子，可以换成安全的餐具进行引导。
- 喜欢模仿大人吃饭。模仿是孩子的天性，看到爸爸妈妈用餐具吃饭，受好奇心驱使，他也会模仿爸爸妈妈吃饭的样子，甚至想抢夺他们手中的餐具。遇到这样的情况，家长不必着急制止，可以顺应孩子的需求，培养他独立进餐的习惯。

（2）诱导期：12～18个月（黄金诱导期）。这个时期，也是孩子手眼协调能力迅速发展的时期。孩子开始有脾气，吃饭喜欢自己动手。

因为孩子手眼协调能力尚未完善，吃饭常常弄得到处都是，家长别因此责怪孩子，或者拿走他的餐具。这样不仅会错过培养他独立进餐的黄金期，还容易给孩子留下不好的印象，为不好好吃饭埋下伏笔。孩子处在这个阶段，父母要给他更多的自主性。

（3）巩固期：2～3岁。在这个时期，就要通过不断的练习，让孩子能独立进餐。闺蜜的先生因为工作比较忙，陪伴孩子的时间少。所以一到吃饭的点儿，爸爸就会坐在孩子旁边喂孩子吃饭，以表达父爱。结果，一边是爸爸"殷勤"地想喂孩子吃饭，而一边孩子却"执意"要自己动手，"亲子"矛盾升级，不是爸爸气得扔了碗筷离开，就是孩子一顿饭吃不了几口就哇哇大哭。

其实，在孩子 2～3 岁的阶段，他的自主意识已经萌芽，开始有自己的想法，一旦被人触及，就表现出"反抗"。所以请家长不要在这个时期喂孩子吃饭，他更需要的是尊重和空间，他可以自己吃得很好。

6.3 餐桌上缺失的素质教育，别让你的孩子也丢了

吃饭对于我们来说，也是一种社交的手段。无论同学聚会、求人办事，或生意合作，都可以在餐桌上搞定。

《过得好不好，吃顿饭就知道》中有这样一句话：职场上，生意场上，人难免披上一层谨慎的外衣，而在饭局上是一个人最放松、最无法伪装的时候。

一顿饭的工夫虽然时间比较短，但好的餐桌表现会促成很多事情。善于观察的人，能从一个人的餐桌表现中了解他的生活态度、家庭教养等。孔子曰："不学礼，无以立。"一个人的餐桌素质和他

所受的家庭教育、社会教育有着密切的联系。

本节你将了解如下内容：

❶ 餐桌素质的重要性
❷ 父母的教育，决定孩子的教养
❸ 孩子的教养，决定其未来的发展

6.3.1　餐桌素质的重要性

中国是饮食文化底蕴深厚的国家，餐桌文化最能体现一个人的素质。有人说："美酒佳肴、觥筹交错的饭局，是一个社会的缩影。"从微不足道的细节，能看出一个人的品质与习惯。

◉ 令人讨厌的餐桌行为

餐桌是人际交往最不可忽略的地方，一个人餐桌上不雅的行为礼仪，首先反映的是他的家庭教养，其次是个人素质。那么令人讨厌的餐桌行为有哪些呢？

（1）见到好吃的饭菜就不顾其他人，大口吃喝。

之前有位同事小张，每次团建，大家最不愿意和他一起吃饭。因为吃饭的时候他从来不顾及同桌人的感受，只要遇到自己喜欢吃的饭菜就大口大口吃。不仅如此，办公室中谁的桌子上有零食，他都会拿走吃掉，而他自己从来不与大家分享他的零食。

这样的人通常比较自私，无论对家人还是同事、朋友，都很难真诚相待。

（2）吃饭时吧唧嘴。

我想很多朋友都遇到过这样的人，吃饭的时候不停地吧唧嘴，让人无法忍受。在私人场合，这属于个人自由，无从指摘；但在公共场合，这种习惯会使同桌吃饭的朋友感觉不舒服，甚至使人认为这是缺乏教养的表现。

（3）吃饭时挑来拣去。

小倩是我初中时的同学，长得很漂亮，是一个很让人有眼缘的女孩子。毕业10年，在一次同学聚会时，小倩的表现让她的"校花"形象一落千丈。原因是她夹菜时拿着筷子在盘子里挑来拣去，把喜欢吃的东西挑走，不喜欢吃的夹过后又放回去，让人非常反感。

马未都先生曾经在节目中说过，他儿子的一个朋友吃饭时满桌子乱翻，把好吃的全夹走了，当时马爷就跟儿子说，这种人自私，不可交。

（4）劝别人喝酒。

演员袁弘在一档节目中表示："我最不喜欢在饭桌上被别人劝酒，不管认识不认识，总是用各种理由来劝你喝酒。不喝，他觉得你不给面子，但我和他又不熟，为什么要喝？"这种困扰，我们在日常生活中也经常遇到。劝酒的人常爱说："酒品见人品"，但他却忘记了"己所不欲勿施于人",想让别人尊重自己,首先要学会自己尊重自己。

◎ 餐桌素质的重要性

令人讨厌的餐桌行为,不仅会让你错失很多良好的人际关系,还给人留下不好的印象。

随着素质教育的普及与多元化,儿童食育开始走进家庭教育的视野。越来越多的家庭开始重视食育,重视餐桌素质。从对食物的认识,到烹饪食物,再到探寻食物背后的意义,其中包括了"德智体美劳"的教育,不仅让孩子获得相关的食物知识,还能让孩子在养成良好的饮食习惯时培养健全的人格,获得丰富的体验。

有一次大宝幼儿园组织亲子包饺子活动,一位小朋友的爸爸妈妈出差去外地,于是让家里的阿姨过来陪孩子参加活动。当时孩子吃饺子,馅儿掉到了地上,阿姨没有立刻擦掉,而是附在孩子的耳边说了句话,孩子转身去找抹布,将地上的饺子馅儿擦拭干净,随后阿姨给了孩子一个大大的赞。

我非常欣赏这位阿姨的做法,她没有因为自己的身份而忽视了对孩子的餐桌教育。我也感慨,这个孩子和他的父母遇上这样的阿姨,真是一件非常幸运的事情。

生活就是教育,教育就是生活,教育存在于生活中的每一个细节当中。好的餐桌素质会让人心情舒畅,愿意与之亲近。

6.3.2 父母的教育，决定孩子的教养

父母是孩子的第一任老师，卢梭在他的《爱弥儿》中曾经写道："人的教育在他出生的时候就开始了，在他不会说话和听别人说话以前，他就已经受到教育了。"

◉ 教育的基础是家庭

孩子最喜欢做的事情就是模仿，而父母则是他们模仿的第一任对象。都说孩子是父母的镜子，父母彬彬有礼，孩子绝对不会粗鲁；父母爱读书，孩子不需要被逼迫也会喜欢读书；父母爱运动，孩子的身体也会强壮；父母的餐桌礼仪完美，孩子用餐时绝对不会把餐具当玩具……好的家庭教育是孩子成长的基石，家庭教育越好，孩子成长的基石越牢固。

孙姐有两个孩子，哥哥8岁，弟弟4岁。哥哥出生后孙姐休息了一段时间，就回归职场了，把孩子交给老人带。在哥哥2岁多的时候，孙姐发现他总喜欢把吃的东西夹给身边的人。当时她并没太在意，直到有一次孙姐和先生带着孩子和几个朋友聚会。大家边吃边热络地谈论着，突然听到孩子的哭声，原来是坐在哥哥旁边的稍大一点的小朋友哭了。大家问原因，小朋友哭着说："弟弟把他咬过的东西扔进我的碗里！"孙姐夫妇二人顿时觉得好尴尬，并意识到问题的严重性。于是，夫妻二人商议后，孙姐决定辞职在家亲自带孩子。

为了培养孩子良好的餐桌礼仪，孙姐和先生开始注意规范自己的用餐行为，以身作则来引导孩子。孙姐抓住了培养孩子行为习惯

的关键期（孩子6岁以前）。现在两个小朋友待人接物都很有礼貌。虽然弟弟只有4岁，但在餐桌礼仪方面，却得到很多叔叔阿姨的表扬。

教育界有这样一句话："孩子的心是块奇怪的土地，播上思想的种子就会获得行为的收获；播上行为的种子就会获得习惯的收获；播上习惯的种子，就会获得品德的收获；播上品德的种子，就会获得命运的收获。"父母的言谈举止，决定了孩子一生的命运。

◎ "养不教，父之过"

《三字经》中的一句话"养不教，父之过"，充分说明了家庭教育的重要性。但很多父母依然会把教育孩子的问题丢给老师。

几年前，我认识了先生的一位同学大伟。大伟对待所有事情的态度都很随性，包括孩子的教育。看到别的父母教育孩子，大伟经常说："那么费劲做什么，等孩子上了幼儿园，自然有老师帮着教育，孩子都听老师的话，放心交给老师就可以了。"于是，在为孩子选择幼儿园时，大伟托关系把孩子送进了市里最好的私立学校。

几年后再见大伟一家，孩子的形式做派与父母一模一样。大伟吃饭时习惯把爱吃的东西全放在自己盘中。孩子也一样，一端上来他喜欢吃的，马上夹到自己碗里。这种不尊重别人的行为，使与他们一起吃饭的同桌人尴尬不已。

有些父母会把教育孩子寄托于学校，甚至不惜花重金将孩子送入"贵族"学校，指望学校提高孩子的学习成绩，教给孩子做人的道理，塑造孩子的良好素质。其实，从孩子出生开始，他接触最多的是父母。孩子6岁以前的行为习惯的建立，靠的是父母而不是学校。所以，别把教育孩子的责任移驾到他人身上，父母应身体力行，为孩子做出好的榜样。

6.3.3　孩子的教养，决定其未来的发展

朋友和我讲了这样一件事情。她在外用餐，吃饭期间隔壁桌的小孩一直跑来跑去，还好几次跑过来拍一下朋友的背。小孩的父母看到却并没有阻止，当事情没发生一样。最后朋友忍无可忍，站起来问那一对夫妇："请问我们认识吗？孩子一直这样过来拍我，是因为我们之前见过吗？"孩子的父母这时才说："不好意思，孩子太调皮了。"接着拉住孩子训斥了一顿。

朋友表示，本来吃饭是一件开心的事，却让这个"熊孩子"打断了好几次。她的第一反应是：孩子没教养，责任全在父母。

责任确实在父母。我们经常说"熊孩子背后必定有一个熊家庭"。但有意思的是，这些父母从来不觉得孩子这样做是没有教养的表现，仅仅认为是"孩子太调皮了"。正是因为父母的纵容，才会让孩子一步步变成没教养的"熊孩子"。

餐桌礼仪有时看似是一件微不足道的小事，可其背后反映的却是一个人的素质与修养。

王阿姨的儿子小郑毕业于国内名牌大学，并被一家世界500强公司高薪录取，王阿姨逢人就夸儿子有多厉害。但没过多久，听说小郑被公司解聘了，原因是在公司一次庆功宴上，小郑跟上级领导

坐在一起，桌上他一边吃饭一边"高谈阔论"，完全无视他人的存在。没过多久，公司人事部给他发了解聘文档，并被告知：虽然业务能力不错，但不懂得尊重他人。

名校毕业本来是一张很好的个人名片，却因为餐桌礼仪问题而失去了事业发展的好机会。教养决定孩子未来发展的高度，没有好的教养，能力再出众，也无法达到人生的顶峰。

卢梭在其名著《爱弥儿》中说道："什么是最好的教育？最好的教育就是无所作为的教育——学生看不到教育的发生，却实实在在地影响着他们的心灵，帮助他们发挥了潜能，这才是最好的教育。"

6.4 自己设计食谱，解决孩子偏食、挑食的问题

随着生活水平的日益提高，孩子对零食的需求越来越大，慢慢地孩子养成了偏食、挑食的毛病，甚至一日三餐都以零食为主。为此很多妈妈苦恼不已，但又不知道该如何解决孩子偏食、挑食的问题。

本节你将了解如下内容：

❶ 自己设计食谱，让孩子更好地了解食物
❷ 设计食谱有助于培养孩子的生活能力

6.4.1　自己设计食谱，让孩子更好地了解食物

厨房是家庭中被严重低估的教育场所。父母在客厅培养孩子待人接物，在书房教孩子阅读学习，在院中与孩子一起运动，却很少邀请孩子一起进入厨房，进行一次食物的烹饪。

父母常常认为，厨房是孩子最没有必要进入的场所。他们往往害怕麻烦，担心孩子捣乱，所以拒绝孩子进入厨房。但这样做不但扼杀了孩子的好奇心，也堵上了培养孩子建立良好饮食习惯的一条捷径。所以，父母应该带孩子下厨房参与烹饪的过程，方能解决孩子偏食、挑食的问题。

◉ 了解食物的来源

有天与大宝一起包饺子，大宝揉着手中的面团问："妈妈，面粉是怎么来的？"

"面粉是小麦磨成粉得来的。"

"小麦是什么？"大宝接着问。

"小麦是一种植物，成熟之后它的'果实'就会变成面粉。"看着大宝疑惑的眼神，我认为有必要让孩子了解一下面粉的来源。于是，我当天带着大宝去图书馆，一起查找有关小麦生长方面的知识。

现在的孩子大多数都不知道，他们吃的食物原本是什么样的，在哪里生长，长大后又是什么模样。所以父母应该花一些心思让孩子了解食物的本身，一方面增加孩子的知识量与生活技能，另一方

面使孩子了解食物的来源，对他建立良好的饮食习惯有帮助。

◉ 了解食物的营养价值

有天老公胃不舒服，大宝看着爸爸躺在沙发上问："爸爸，你怎么了？"

爸爸拉着大宝的手放到胃部的位置，告诉他："今天，因为吃了辣椒，爸爸的胃有些不舒服。"

大宝告诉爸爸："可以喝小米粥，我们幼儿园张老师胃疼的时候就喝小米粥，小米粥可以治胃疼。"

4岁的孩子求知欲旺盛，学习能力强。在孩子表现出对食物有兴趣时，家长要抓住这个时机，让孩子有更多机会了解食物的营养价值。

比如，带孩子一起上超市购物时，可以一边让孩子认识更多的食物，一边讲解这些食物的营养价值。告诉孩子，蔬菜中含有丰富的矿物质和维生素，牛奶中有丰富的蛋白质等，这些都是身体发育需要的营养，只有把这些营养"吃"到肚子内，身体才能长得高、长得壮。

◉ 自己设计食谱，解决孩子偏食、挑食的问题

日本在食育方面做得很精致，关于食育设有严格的课程。比如，三年级的学生要在学校学习设计食谱、准备一顿早餐给家人吃；六年级的学生要学习薯片的制作课程，用酒精灯进行实验，从而懂得薯片的油分高达20%，吃薯片不利于健康。

而在中国，孩子的动手能力偏弱，而且普遍存在偏食、挑食等不好好吃饭的问题。

闺蜜的儿子柚子2岁11个月大，他最喜欢吃比萨。有一天，柚子提出午餐要吃比萨。当时闺蜜觉得中午出去吃太热，就跟柚子商量在家自己做比萨。柚子听后兴奋地大喊："太好了，我要加芝士，加培根，还要加玉米。"闺蜜与我分享这件事，说她完全没有想到柚子不满3岁，却知道比萨中加什么食材。

我一直认为，孩子对于自己喜欢的东西有一种特殊的认知才能。孩子对食物有了深刻的认知后，家长可以试着引导孩子设计一些简单的食谱，并给予鼓励与调整，然后跟孩子一起制作食物。有了这样的参与感，孩子偏食、挑食的问题或许就解决了。

6.4.2　设计食谱有助于培养孩子的生活能力

食育要将教育回归生活，让每一个孩子的照料者运用自己掌握的生活技能与食育知识，通过家庭的饮食生活，对孩子产生长久而深远的影响。孩子自己设计食谱，不仅可以纠正他偏食、挑食的毛病，还能培养他的生活能力。

◉ 思考与解决问题的能力

大宝3岁多开始，我便有意识地培养他设计食谱的能力。最初大宝的设计比较简单，比如早餐设计为牛奶加鸡蛋，给身体补充蛋白质和钙。慢慢地，随着对食物的了解越来越多，大宝设计菜谱的能力也越来越高。每次去菜市场，他不会像其他孩子一样，吵着想要吃自己喜欢的食物，而是思考哪些菜搭配对身体更好。

孩子的独立思考能力逐渐在这个过程中形成。独立思考对于孩子来说有多重要？英国剑桥大学迪博诺教授告诉我们："一个人很聪明或者智商很高，只说明他很有创造的潜力，但不能代表他会思考。智力和思考的关系，好比一辆汽车和司机驾驶技术的关系，你可能拥有一辆很好的汽车，但如果驾驶技术不好，同样不能把车开好。相反，尽管你开的是一辆旧车，但驾驶技术很好的话，照样可以把车开好。很显然，智商高和会思考之间画了不等号。"

事实证明，有独立思考能力的孩子，学习成绩往往更好。所以，让孩子独立设计菜谱是一件值得鼓励与肯定的事情。

◎ 动手能力

动手能力属于极为重要的一种能力。在儿童的思维发展过程中，越小的孩子感知事物越依靠动作。动手能力需要手与脑相结合，动手能力越强的孩子，逻辑思维能力越强，解决问题的能力也越强。

孩子设计食谱，参与食物的制作，其实就是在培养孩子的动手能力。孩子会通过自己的想法，把食物制作成想要的样子。

大宝喜欢小兔子，所以，他经常会在蒸馒头时，把面团揉捏成小兔子的模样。"小兔子"蒸熟后，他会兴奋地与家人分享，吃起来也很开心。

6.5 孩子爱吃零食怎么办

所有的孩子都喜欢吃零食。很多父母无法理解为什么孩子那么喜欢吃零食。其实，吃零食对于孩子来说是一种生理需求，也是好奇心的驱使。零食花样多、口感好，跟平时吃的一日三餐不同，更能激发孩子的欲望，带给他新鲜的感觉。

对于孩子喜欢吃零食这件事情，家长因为害怕零食对孩子的身体健康造成伤害，总是想尽办法控制。但结果适得其反，越控制孩子越想吃。那么，如何帮孩子改掉爱吃零食的习惯呢？

本节你将了解如下内容：

❶ 正确认识零食

❷ 吃零食对于孩子的好处

❸ 将零食合理搭配在孩子的日常饮食中

6.5.1 正确认识零食

家长认为零食对孩子百害而无一利，害怕孩子吃零食上瘾，于是坚决制止孩子吃任何零食。但结果往往背道而驰，孩子的好奇心与叛逆心理使他对父母越不让做的事情越想去做。

邻居王太太从来不给孩子吃任何零食，但好几次我都碰到王太太的孩子在外面偷偷吃从小卖部买来的辣条、薯片。零食代表的是孩子的童年，没有零食的童年怎么能快乐呢？

◉ 引导孩子认识吃太多零食对身体有危害

孩子对健康是没有概念的，也理解不了为什么爸爸妈妈不让他吃零食。与其想各种办法扼制孩子吃零食，不如引导他们认识吃太多零食的危害，让孩子对健康与零食之间的关系形成概念。

大宝上小班认识了一个好朋友东东，东东最大的爱好就是吃零食。才3岁的东东胖嘟嘟的，体重相当于6岁的孩子。东东妈妈为此很烦恼，不让他吃零食，孩子哭闹不停，让他吃吧，对身体又有危害。我建议东东妈妈先别阻止孩子吃零食，而应该从根源上解决问题，让孩子了解吃零食对身体的危害。

东东妈妈从网上找了很多关于吃太多零食会对身体产生哪些危害的视频与动画片，让孩子看。看完后，东东大声地告诉妈妈："以后我不吃零食了。"

妈妈听后很认真地跟东东交谈："妈妈不让你吃零食，你会不开心，对吗？"

东东点点头，妈妈接着说："东东吃太多零食，对身体不好，妈妈也会不开心，而且很担心。所以，我们做个约定吧。"

听到妈妈这样说，东东好奇地问："什么约定呀？"

妈妈摸着东东的头，告诉他："妈妈希望东东开心，所以让你吃零食，但不能吃太多，因为妈妈也希望你的身体能健健康康的。东东想让妈妈开心吗？"

东东说："我也希望妈妈开心，以后我不吃零食了。"

果然，这件事情之后，东东不再像以前一样那么爱吃零食了，妈妈为了奖励孩子，每天还会定时拿一些相对比较健康的零食给东东。

当孩子了解了零食对身体的危害后，对零食的渴望就没那么大了。所以，不想让孩子吃太多零食，试试先让孩子了解零食的危害，或许他也能像东东一样再也不吃零食了。

◉ 介绍零食的成分，把选择权交给孩子

对孩子来说，吃零食是一件非常正常的事情。而且，零食并非全都对孩子的健康有不良影响。只是由于孩子年龄太小，对零食没有足够的认知，不知道如何选择对身体有益的零食。

侄女倩倩是一个喜欢吃零食的小家伙，每次和妈妈去超市，都会要很多零食。如果妈妈不给买，她就哭闹不停。为了改掉倩倩乱吃零食的习惯，妈妈开始研究零食成分。每次去超市，妈妈都把倩倩想要的零食的成分明明白白讲给她听，教她认识哪些零食对身体比较好，哪些对身体有害处，最后把选择权交给倩倩，让她自己做出选择。

孩子都有自我意识，他们喜欢别人尊重他们的意见，所以这样做，孩子通常会比较听从家长的建议。

6.5.2　吃零食对于孩子的好处

孩子对零食的渴望，也是他们探索世界的一种方式。父母需要做的是尊重孩子的感受，换一种方式看待孩子吃零食这件事情，你会发现，零食不一定那么坏。

◉ 零食的作用

我们家一般都备有零食，主要作用是偶尔为大宝充饥。大宝活泼好动，每次吃完饭不久，跑跑闹闹一会儿就消耗了大半能量，还没到正餐就饿了。这个时候，我通常会给大宝补充一块小蛋糕（或几片饼干）、半个苹果、一杯酸奶（或一根香蕉）、100毫升牛奶。零食不仅可以解大宝的"燃眉之急"，还能满足他对能量及营养的需要。

建议准备天然的营养丰富的零食并适量更换零食品种，让孩子有新鲜感；另外，各种零食中的营养成分不尽相同，家长搭配时应留心，尽量做到营养互补。

营养学专家提醒，应将零食纳入孩子的饮食计划，吃零食的时间最好设在正餐前2～3小时，且量不要太多。这样的饮食结构，既能起到给孩子补充营养和能量的作用，又能保证孩子吃正餐时有好胃口。

◉ 零食让孩子心情愉快

对父母来说，看到孩子吃零食，首先考虑的是孩子的健康问题；而对孩子来说，吃零食是心理需求，他渴望探索新鲜事物，通过口腔认知和了解零食。

当家长以健康的名义阻止孩子吃零食时，孩子对食物的好奇心被遏制，久而久之，失去探索的欲望，孩子的心情也变得压抑。

邻居王太太从来不会给儿子闹闹买零食，即便到了超市，孩子表现出对零食的渴求，王太太也会以一句"零食对身体不健康"来打发孩子。有次闹闹在楼下遇到大宝吃饼干和酸奶，闹闹的眼睛直勾勾地盯着大宝的食物，那种渴望挺让人心疼，所以我拿出新的酸奶与饼干递给闹闹。结果王太太连连摆手说："不要不要，我从来不让他吃零食，不能让他养成吃零食的习惯。孩子嘛，需要培养好的饮食习惯。"我和闹闹的手尴尬地停在半空中，闹闹没敢接，我也不好意思收回。随后，闹闹被王太太拉走。

闹闹因为妈妈长期不让吃零食，体会不到同龄人的快乐，跟小朋友缺少了共同话题，情绪长期处于低落的状态，甚至孩子的免疫力也因此受到影响。

没有零食的童年是不完整的。甚至在一定程度上可以说，童年时零食食谱越丰富，孩子越勇于尝试新事物，包容度也越大，内心世界也越大；反之，孩子越容易固执在自己窄小的世界中。

◉ 零食是孩子的交际手段

大宝2岁多的时候去小区游乐场玩，他想玩秋千，但是有小朋友一直在上面。他等了好一会，那个小朋友也没有停下的意思。于是大宝跑来向我求助，我问大宝："你小书包里有零食，要不要试试拿零食与小朋友分享，然后和他商量让你玩一会？"大宝听后，拿出好吃的零食与那个小朋友"交涉"，结果"成功"了。

从那以后，零食就变成了大宝的一种交际手段。只要出去玩，我都会在他的小书包里多准备一些零食，为他"人际交往"之用。对于6岁以前的小朋友，人际交往是很重要的一部分。他们不懂得朋友的意义，也无法用语言来表述他们之间的友情，所以零食分享的行为，就成为他们交往和沟通的一种很好的手段。

6.5.3 将零食合理搭配在孩子的日常饮食中

吃零食对孩子的健康不一定都是坏处，父母应多花一些时间，多投入一些耐心，让孩子养成良好的饮食观念和习惯，零食也可以吃得很健康。

◉ 合理安排吃零食的时间

朋友的儿子珂珂喜欢吃零食，每一次见他，他嘴里永远在吃着零食。朋友说，对珂珂吃零食这件事情，她有点无力。不论什么时候，孩子都闹着要吃，不管零食藏在哪里，都能被他翻出来。所以，珂珂的一日三餐基本都以零食为主，正餐即使做得再香，他也只是吃几口。

如果朋友可以合理安排珂珂吃零食的时间，孩子就不会只吃零食不吃饭了。爸爸妈妈要记得，不要在即将吃正餐的时候安排孩子吃零食。

正餐前吃了零食，孩子很难感到饥饿，吃正餐自然没什么食欲了。零食的成分以供给能量的糖类为主,只吃零食肯定达不到平衡一天膳食营养的要求。以零食代替正餐,经常"喧宾夺主",必然造成机体营养不平衡,长此以往,发生营养不良的概率也就大了。

零食最好安排在两餐之间,一般两餐间隔4～6小时,在此期间安排孩子吃零食,加上孩子生性好动,有充分的时间消化,等到正餐时,他就不会因为饱腹感而不好好吃饭了。

另外,不要让孩子在睡前吃零食,尤其是甜食。食物的残渣留在牙缝中,会对牙齿造成损害,同时增加肠胃的负担,影响睡眠质量。如果一定要吃,那记得吃后给孩子漱口。

◉ 适当控制吃零食的量

朋友打电话跟我抱怨"刚跟3岁的女儿吵完架",问及原因,她说:"因为吃零食的问题,本来约定好每天只吃两颗巧克力豆,结果好几次孩子都是吃完两颗还闹着要吃。今天被我批评了半天,小家伙竟然还顶嘴。"

我笑着问:"那你俩最后谁赢了?"

朋友说:"还没分出胜负,要看我俩谁坚持得久。"

这对母女的互动有点儿可爱,但也反映出很多家庭存在的问题。孩子喜欢吃零食,家长控制,但孩子在吃完规定的零食后,要求加量,不加就各种耍赖、威胁。遇上这种情况,家长首先不能妥协,因为一旦向孩子妥协,他们就会想尽办法一再得逞;其次,树立规矩,让孩子明白,规矩是不可以随意破坏的;最后,要科学地控制孩子的零食量。

比如，我会根据时间段安排大宝每天的零食。早餐、午餐之间选择牛奶、饼干这类蛋白质丰富的食物；午睡醒来到晚餐之间，大宝的零食则以水果和干果为主（数量随着孩子年龄的增长而变化）。

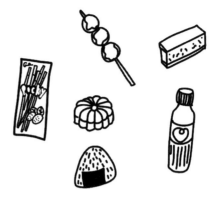

适当控制吃零食的量

◉ 科学选择零食种类

李奶奶的小孙子虎虎特别喜欢吃薯片。家人只要去超市，就得给虎虎带回来各种口味的薯片。不仅如此，虎虎还喜欢喝可乐。他经常喝可乐、就薯片。有一次因为肚子痛去医院检查，医生表示，孩子不健康的饮食与其胃部疾病有很大关系。

孩子正在成长阶段，一日三餐可能无法满足他每日的成长需求，加餐和零食有时是不可缺少的。不过，吃零食最好少吃薯片、虾条之类的膨化食品，以及含有大量脂肪、精制糖和食品添加剂的加工食品。

另外，要避免孩子摄入太多含有糖分的碳酸饮料，以及含有咖啡因的饮品。推荐白开水、牛奶和苏打水。

含有优质蛋白质、脂肪、钙等营养元素的各种奶制品，如酸奶、奶酪和纯鲜奶非常适合作为宝宝每天的零食。纯鲜奶可在早上起床后和晚上临睡前喝（记得喝完漱口），果味酸奶和奶酪则适合作为两餐之间的加餐。

妈妈可以亲自制作各种小点心，在每天上午给宝宝加餐以补充能量，但不能给太多，也不能在马上吃正餐前给宝宝吃，以免影响他的胃口。还可以在饭后给宝宝备些开胃小食，如山楂糕、果丹皮、杏肉等，这些小食可以促进宝宝消化。

Tips：

水果中含有丰富维生素和矿物质，宝宝吃了不仅促进食欲，还有助于消化。可在每天午餐和晚餐之间安排宝宝吃水果（宜选用新鲜成熟的水果，不成熟的水果会刺激宝宝胃肠，引起腹泻、腹胀）。

宝宝食谱

自制健康零食

吐司水果卷

原料：苹果、香蕉、鸡蛋、吐司。

备料：苹果去皮切成小丁，香蕉切成小丁（可以让宝宝帮忙）。

做法：

1. 鸡蛋放入碗中打匀；

2. 吐司切掉四边，用擀面杖压平；

3. 吐司一半放苹果丁、一半放香蕉丁；

4. 轻轻地卷起来；

5. 放入鸡蛋液中浸泡；

6. 平底锅烧热放油，煎吐司卷；

7. 用刀将吐司卷切成合适的大小即可。

酸奶溶豆

原料：稠酸奶、奶粉、玉米淀粉、蛋清。

做法：

1. 稠酸奶、奶粉、玉米淀粉混合；

2. 蛋清放在碗中打发到能"站起来"；

3. 酸奶糊倒入打发的蛋白中；

4. 给宝宝一把橡皮刮刀，让他帮忙搅拌糊糊；

5. 在烤箱盘中刷一层油，把糊糊倒入裱花袋，挤出小溶豆；

6. 烤箱预热100℃，烤1个小时即可。

图书在版编目（CIP）数据

食育：让孩子好好吃饭的家庭教育课 / 夏风辉著 . —北京：电子工业出版社，
2021.5

ISBN 978-7-121-40904-2

Ⅰ . ①食 … Ⅱ . ①夏 … Ⅲ . ①营养卫生－儿童教育 Ⅳ . ① R153.2

中国版本图书馆 CIP 数据核字（2021）第 059009 号

责任编辑：于 兰

印　　刷：三河市良远印务有限公司

装　　订：三河市良远印务有限公司

出版发行：电子工业出版社

　　　　　北京市海淀区万寿路 173 信箱　邮编：100036

开　　本：880×1230　1/32　印张：7.875　字数：189 千字

版　　次：2021 年 5 月第 1 版

印　　次：2021 年 5 月第 1 次印刷

定　　价：69.00 元

　　凡所购买电子工业出版社图书有缺损问题，请向购买书店调换。若
书店售缺，请与本社发行部联系，联系及邮购电话：（010）88254888，
88258888。

　　质量投诉请发邮件至 zlts@phei.com.cn，盗版侵权举报请发邮件至
dbqq@phei.com.cn。

　　本书咨询联系方式：QQ1069038421，yul@phei.com.cn。

食育，解决孩子挑食偏食问题，改善孩子人际关系，帮助孩子树立正确的食物观、生命观、世界观。